How to Keep from Breaking Your Heart

What Every Woman Needs to Know About Cardiovascular Disease

帮助妇女远离心脏病

——防治心血管疾病：女性必读

帮助妇女远离心脏病

——防治心血管疾病：女性必读

原　著　芭芭拉 H. 罗伯兹，MD，FACC
主　译　刘坤申
副主译　郭艺芳　刘　超
译　者　（依译文顺序排列）
　　　　关　晶　刘　超　籍振国　刘坤申
　　　　刘　刚　郭艺芳　张海燕　姚丽霞

北京大学医学出版社

图书在版编目（CIP）数据

帮助妇女远离心脏病——防治心血管疾病：女性必读／（ ）罗伯兹（Roberts，B. H.）主编；刘坤申译．—北京：北京大学医学出版社，2008.1

书名原文：How to Keep from Breaking Your Heart What Every Woman Needs to Know About Cardiovascular Disease

ISBN 978-7-81071-963-6

Ⅰ．帮… Ⅱ．①罗…②刘… Ⅲ．女性—心脏血管疾病—防治 Ⅳ．R54

中国版本图书馆 CIP 数据核字（2007）第 202314 号

北京市版权局著作权合同登记号：图字：01-2006-5597

HOW TO KEEP FROM BREAKING YOUR HEART：What Every Woman Needs to Know About Cardiovascular Disease by Barbara H. Roberts
ORIGINAL ENGLISH LANGUAGE EDITION PUBLISHED BY
 Jones and Bartlett Publishers，Inc.
 40 Tall Pine Drive
 Sudbury，MA 01776
COPYRIGHT：2004
ALL RIGHTS RESERVED

Simplified Chinese translation Copyright © 2008 by Peking University Medical Press. All rights reserved.

帮助妇女远离心脏病——防治心血管疾病：女性必读

主　　编	刘坤申
出版发行	北京大学医学出版社（电话：010-82802230）
地　　址	（100191）北京市海淀区学院路 38 号　北京大学医学部院内
网　　址	http://www.pumpress.com.cn
E-mail	booksale@bjmu.edu.cn
印　　刷	北京东方圣雅印刷有限公司
经　　销	新华书店
责任编辑：李小云　　责任校对：金彤文　　责任印制：张京生	
开　　本	880mm×1230mm　1/32　印张：6.5　字数：189 千字
版　　次	2008 年 3 月第 1 版 2011 年 8 月第 4 次印刷　印数：7201-9200 册
书　　号	ISBN 978-7-81071-963-6
定　　价	20.00 元

版权所有，违者必究

（凡属质量问题请与本社发行部联系退换）

序
女性心血管疾病的防治——值得高度重视的重大卫生课题

面对女性心血管病如火如荼发展的燎原之势，女性心血管病防治缺乏善书。2008 年中国医师协会心血管内科分会（Chinese College of Cardiovascular Physicians，CCCP）将响应世界心脏联盟（World Heart Federation，WHF）的号召，在我国全面开展关注中国女性心血管健康（Go Red For Woman）的大型健康教育和公益活动。由美国著名女性心脏病专家芭芭拉 H. 罗伯兹所著的《帮助妇女远离心脏病——防治心血管疾病：女性必读》一书将在国内翻译出版，本书的发行对于推进这一活动将会有十分积极的作用。

自 1984 年以来，美国女性心血管疾病的发病率和死亡率已经超过男性。那些仍然笃信心血管疾病主要是男性疾病的专家们只要认真阅读此书，可能就会猛醒：目前我国 60 岁以上的女性已经占到老年人口的 51.4%（8590 万），女性心血管疾病的发病率和死亡率超过男性的事实可能已经发生。这些绝经期后的女性，高血压、糖尿病、高脂血症、肥胖、代谢综合征，尤其是动脉粥样硬化的速度迅速赶超男性。并且，女性心血管病的预后明显差于男性，有着比男性更高的死亡率。而女性冠心病的临床症状可能不典型，就诊偏晚，治疗不及时，接受现代治疗的比率低。并且女性可能误认为自己健康的威胁主要来自肿瘤（如乳腺癌），对心血管病的危险重视不够。另一方面，没有心血管危险因素的绝经期前的女性是冠心病的低危人群，有些心电图的非特异性改变和不典型的胸闷、胸痛症状，一般不是冠心病，而对这些患者使用多排螺旋 CT 和冠状动脉造影纯属过度医疗。

冠心病是可防可控的疾病。国际协作心脏研究（Inter-Heart）结果表明，每十个心肌梗死有九个可被易查易控的危险因素所预测。这些危险因素包括：血脂异常、吸烟、糖尿病、高血压、腹型肥胖、饮食缺乏蔬菜水果、缺少运动、紧张（以上八个为不利因素）和少量饮酒（保护因素）。只要做好戒烟、降血压和控制高胆固醇，每六个心肌梗死中五个可被预防。抑制心血管病与日俱增的趋势，关键在于预防。宣传并实施健康的生活方式，实施群防群治十分重要。单纯治疗犹如"抱薪救火"，只有加强心血管病防治才是"源头治疗"。在医保将要扩展到全民的重要时刻，我要大声疾呼，必须高度重视女性心血管疾病的防治，切实行动起来，实行健康的生活方式，这是有效防治心血管疾病，降低发病率、死亡率、致残率和有限的卫生资源恶性消耗的根本措施。女性健康意识的提高，有益于促进家庭健康与和谐。

美国医生芭芭拉 H. 罗伯兹的这册宣传女性心血管病防治的科普专著，正是一本集知识性、趣味性、实用性和可读性于一体的善本读物。同时，翻译者为著名心血管专家，语言简明精练。读一本好书，可避免重蹈国外已经走过的"数十年弯路"。

北京大学人民医院心脏中心　胡大一

译者谨识

长久以来认为，心血管疾病主要是男性的疾病。自 1984 年以来，美国每年死于心脏疾病的女性已经超过男性。我国已经进入老龄社会，老年女性总数已经明显超过男性，同时绝经期后老年女性高血压、糖尿病、高脂血症、肥胖、代谢综合征，尤其是动脉粥样硬化的速度迅速赶超男性。因此完全有理由认为，我国女性心血管病发病率和死亡率超过男性的时刻可能已经来临或就要来临。因此，必须高度重视女性心血管疾病的防治。

美国著名女性心脏病专家芭芭拉 H. 罗伯兹编著的这本宣传心血管病防治的科普著作，处处对照男性，深入浅出地阐述了女性心血管疾病的危险因素和防治措施，因而更加突显了男女性心血管疾病防治的共同点和不同点。本书阐述科学事实时处处引证流行病学、动物实验和大型临床试验的结果，以循证医学证据为依据，俨然为读者，尤其为女性读者构建了一幅西方现代心血管疾病防治的"鸟瞰图"。

为了更好地指导读者阅读，在本书译本中，主译者将原文需要注释，原文防治措施叙述不足或我们现有更好的防治措施者，在括号内进行注释，并与原文加以区别，如"（注：XXX）"。另外，本书正好与我们编著的《冠心病防治之路》和《心力衰竭防治之路》（北京大学医学出版社出版）交相辉映，后者处处渗透中华文化，以中西医结合防病治病，并以阐述各种难治性心脏病的防治策略见长，为难治性心脏病患者指明了重返健康和活力的光明前景和希望。

现在卫生工作的重点正向农村和社区转移，亟需言简意赅的教材。学习本书可以更好地了解心血管疾病的防治知识，澄清基本概念，使心血管疾病的防治"高屋建瓴，势如破竹"。本书适于所有女性读者、热心心血管疾病防治的男性读者，以及医学生、研究生、卫生保健医生、基层社区医生和医学相关专业人员学习和参阅。

刘坤申
于河北医科大学第一医院（2008.1）

目 录

致 谢	I
前 言	III
引 言	V

第一章	正常的心脏	1
第二章	病起何因：概览	7
第三章	危险因素有哪些，为什么我们应该关注它们？	11
第四章	心中有数：预防心血管疾病尽在掌握之中	39
第五章	"我失去了雌激素，我有一支枪！"："雌激素"的大论战	53
第六章	深入了解有病的心脏：心脏病探密	65
第七章	心脏病的症状和体征：胸痛之谜	83
第八章	心脏病的诊断检查方法：男女是否有别？	93
第九章	心脏病的药物治疗	107
第十章	心脏病的介入治疗：心导管治疗	125
第十一章	心脏疾病的外科治疗	131
第十二章	医学上的"性别偏差"：是"事实"还是"故事"？	143
第十三章	地平线上的曙光：新的以及正在涌现的治疗方法	153
第十四章	回顾医学史（宝贝，我们已经走过了漫漫长路！）	157
第十五章	在线与离线资源	173
后 记		175
词 汇		177

致　谢

如果我要向每一位为本书出版做出贡献的人一一致谢，那么，本书将变成更为浩瀚的长卷。然而，对几位为本书做出特别贡献的人，我必须致以诚挚的谢意。我的经理人 Jay Poynor 和 Erica Orloff 在本书出版过程中一直给予支持和帮助，并对此书的结构提出了很好的建议。同时，我也很荣幸能与 Jones and Bartlett 出版社的 Christopher Davis 和 Elizabeth Platt 共同工作。所有第一次写书的作者都离不开这些富有天赋、善解人意的编辑们的帮助。我的朋友，作家 Robert Leuci 鼓励我，并给予我开始写作的勇气。

Kathleen Hittner 医生——Miriam 医院的院长和首席执行官，曾设想建立一所专门致力于妇女心血管疾病诊断、治疗和预防的医学中心。在她和 Sandra Coletta 的共同努力下，理想成为了现实，并且她们邀请我出任该中心的内科主任。我在此对她们的重托致以深深的谢意。在 Miriam 医院的妇女心脏中心，我很荣幸能与心脏中心秘书 Bechy Aucoin 和 Patty Shea，RNP 一起工作。他们一心一意献身于我们的患者和神圣的事业；如果没有他们的鼎力相助，我完成任务所经历的困难必将无法估量。同时，我也向 Miriam 医院急救服务部的 Cynthia Clay、Nancy BakerHobin、Elaine Frechette、Evelyn Buonaiuto、RN、Bethany Weindel、RN、Marlene Alawneh、LPN、Lori Ruizzo，及学生志愿者 Andrea Mow 和 Ashley Gilbert 致谢。我还要感谢 Donna Sousa、Mary Ann Jason 和 Linda St. Laurent。在我做开业医生时，他们多年来为我提供帮助。

我更要感谢 Miriam 医院心脏科的同事们，特别是 Kenneth Korr、Paul Gordon 和 Peter Tilkemeier 等医生，在我写作期间，

是他们替我值夜班和周末班，节省了我大量时间和精力。我要感谢 Robert Indeglia、Marianne Legato、Mallory Chien 和 B. Greg Brown 等医生给予我善意的支持和指导。像已故的 Richard Gorlin、Robert Levy、Walter Pritchard 和 Austin Weisberger 等医生一样，Bernar Lown 医生是一位充满感召力的导师和杰出医生的典范。作为一位医生，我所获得的任何技能都要感谢他们睿智的指导和帮助。

在我的朋友中，我要向 Silvia Degliesposti, Nancey Littell, Laurie Reeder, Marlene Cutitar、Joan D'Agostino、Marcia, Bob Gallucci, Judy, Chuck Bitting, Dan Rosenblatt 和 James Pritchard 等医生致敬，是他们在我写作本书期间邀请我赴家庭盛宴，给予我精神上的支持和鼓励。Tommy Primavera 是一位特殊人士，我为有他这样的朋友倍感荣幸。我也要特别感谢 Meredith Vieira，她为本书所写的前言令人感动。

我对父母 Dorothy 和 Alan Hudson 的恩情永世难以回报。他们培养了我好学博识的品格，并赋予我九个弟弟妹妹。在我们还是孩童时，我的弟弟妹妹就是我无休止的"医生模拟训练"中的第一批"患者"。他们以及他们的家庭以多种方式丰富了我的生活，在此难以言表。我的孩子，Dorie、Archie 和 Meagan Roberts 是我的骄傲和乐趣所在。我的丈夫，Joe Avarista 全身心地支持我的事业，是我的左右手、我的心肝。最后，我要发自内心地感谢我的病人，他们对我的信任使我深感愧疚，他们的鼓舞激励我奋进，他们的爱心使我欢欣鼓舞、力量倍增。

（刘坤申　译）

前 言

为什么芭芭拉想让我为她的书写前言？实际上，我对女性与心脏病的关系像大众一样几乎一无所知。刚接触此问题时，我因为无知感到困惑和尴尬。也许，这正是作者让我——一个代表公众的人物写前言的原因。

毕竟我是一个受过良好教育的妇女。作为美国广播公司（ABC）日间脱口秀节目《视野》的共同主持人，我每日与上百万个家庭见面。我一向以自己拥有广博的信息，并能与他人分享知识而骄傲。为什么我竟然不懂得自己的身体，以至于使我和所有人对于人体的了解都禁锢于"黑暗"和愚昧之中，为什么？

不，我不相信这是男权社会合谋的结果。虽然他们过去创造了禁锢女性的"乳罩"，我从未原谅过他们，但是我确实知道，直到最近，当涉及心脏问题时，医学专业人士还是无视男性和女性生理上的差异。还好，现在医生们已经开始探讨妇女与心脏病之间的真实联系，但是，关于女性心脏病的知识仍远为不足。

我并不想恐吓读者，虽然也许客观上我正起着这种作用。而事实上，令人不安的是，现在罹患心血管病死亡的女性人数多于男性。我确信自己不会因为揭示了绝经期后女性具有更高的心肌梗死发病风险而心惊肉跳。但是，您知道医学专业人士关于女性心脏病会说什么吗？现在，我们能够重新掌控我们的身体了，至少在很大程度上要感谢像芭芭拉这样的专业人士。不知道您会如何选择，我是不愿意让自己对于人体的了解永远禁锢于愚昧之中的。

最近，我10岁的女儿Lily被选出来，出演《绿野仙踪》中的铁皮人。在即将写完这一前言之际,我记起铁皮人讲过的话,当它发自一个小女孩之口时,变得更为凄楚动人。那个铁皮人梦寐以求的便是一颗心,一颗可用拉链锁住的心。最终,他如愿以偿,并且当多萝西告别绿野仙境时,铁皮人对女孩讲"我知道我有了一颗心,因为我感到了心碎"。即便用尽现今世界上所有的"拉链",我也不能使我的小 Lily 远离那种"心碎"的感觉。但是,我可以让她了解心脏,了解跳动在她和我们体内的那颗真实的心脏,让她防止"心碎",远离心脏病。

我仅代表我的"铁皮小妇人",敦促您接着读下去。

梅瑞狄丝·薇拉(Meredith Vieira)
(刘坤申 译)

引　言

去年的一天下午，我特别繁忙，办公室的电话铃声响了起来。电话是附近医院的一位医生打来的，想推荐一名患者来我这儿就诊。患者是一位58岁的妇女，因充血性心力衰竭入院治疗。她的主诊医师建议进行心导管检查，她回复他们，要在征求我的意见后才能决定是否接受心导管检查。因为我曾为她的父亲诊治多年，她想征询我的意见，确定这项检查是否必要。

几天之后，我在办公室见到了她。她的病史使我感到忐忑不安，不能自拔。她讲述，从生完最后一个孩子起，近三十年时间里，她从未看过医生。直至三年前，当她发觉她的视力越来越模糊时，才去看验光师。验光师将她转给眼科医生就诊，这是一位专长眼病的内科医生。医生看过她的眼底之后，说："您患有糖尿病。"接着转诊给内科医生。在此后三年中，她因糖尿病眼病彻底失明了，肾脏也衰竭了，不得不接受每周三次的血液透析。她患过两次无痛型心肌梗死，并导致了心力衰竭。我知道，如果她的糖尿病能及早诊断和治疗，这些并发症是完全可以预防的，或者至少可以推迟其发生的时间。糖尿病如不控制，10年后即可发生失明和肾衰竭。正是因为我知道她的病痛是可以预防的，所以更感到心绪烦乱，忐忑不安。

我知道，这些年来不会因医疗保险的问题使患者远离医生。她的丈夫属于一个很有实力的工会，只有美国国会议员们的医疗保险级别会高于他们。所以我想，这位患者很可能曾经与医生有过不愉快的经历，以致让她长时间回避医生。

我急不可耐地问道："珍妮（不是她的真名），你是不是曾经与医生有过很不愉快的经历？是否因此你在这么长的时间内不愿意见医生？"她回答道："不是，我一直感觉很好，从未想过会得病。"

从那时起，我意识到需要写这本书。令人难过的是，大多数人和这位患者的感受和经历一样：只要没有症状，他们就无忧无虑。然而，动脉粥样硬化会引发大多数心血管疾病。它开始于儿童期，直到病程晚期才有症状。在发达国家，糖尿病正成为流行性疾病，是动脉粥样硬化的主要危险因素。你可能患有糖尿病，但发觉时已经为时已晚。你可能胆固醇极高，血压高得吓人，但是绝对没有症状。然而，所有这些危险因素均会导致心血管疾病——女性和男性的第一号杀手。这些危险因素都是可治的，但是，必须尽早诊断出来。

使女性心脏病问题复杂化的因素是，她们常常认为心脏病是"男性疾病"，女性并不像男性那样危险。她们没有意识到，可悲的是她们的医生们有时也不知道，当女性患有心血管疾病时，症状可能不典型。我行医以来，时间不长就发现女性患者被误诊的人数持续增加。其实，这些妇女本来患有心血管疾病，但她们的疾病常被冠以"焦虑"的标签，从一位医生手里转到另一位医生手里。

为什么这种事情持续发生？简言之，她们的医生没有真正认真倾听她们的主诉。然而，真正的答案十分复杂，从对女性心血管疾病的无知到性别偏见，应有尽有。常见的情况是，对于此问题，女性自身和她们的医生一样愚昧无知。男性与女性在各种疾病上都存在差异，这一点医患双方都缺乏了解，这一问题直到现在方显现出来。双方都持同一错误观点，即心血管疾病主要影响男性。事实上，在美国，1984年以来，死于心血管疾病的女性多于男性。

现在，回来再谈一下我的病人。心导管检查显示，她的冠状动脉弥漫性狭窄，心功能极差，既不适于冠状动脉成形术，用球囊扩张打开狭窄的动脉血管；也不适于冠状动脉搭桥手术。圣诞节期间,回家看望家人时,她得了中风,接着又发生了一次心肌梗死,最后死掉了。从第一次出现症状到最终死亡,一共才三年时间。她的事例我永远不会忘怀。希望读者阅读此书之后,能够避免类似悲剧的发生。

《帮助妇女远离心脏病——防治心血管疾病:女性必读》,这本书旨在教会您如何使自己的心脏保持健康。第一部分主要阐述疾病预防,将讨论心脏病的危险因素是什么,如果你已经有了这些危险因素,你应该如何做。一分预防胜似百分治疗。第二部分将讨论具体的心脏疾患及其诊断方法。如果您已被确认患有心脏病,这部分将会完整地告诉您那些令您心动的、新的治疗方法。这些治疗措施将会延长您的生命,使您活得更健康。第三部分将引用饶有兴味的事实,讲述医学的过去和未来前景,并告诉您如何找到一位值得信赖的医生。

本书凝聚着我成为心脏专科医生 25 年多以来所获得的知识和经验,旨在献给女性和关注女性健康的男性。本书将把现代医学目前拥有的、与心脏病作斗争的每件武器(医药学)的知识提供给您,以便与国民第一号杀手(心血管疾病)进行斗争。

(刘坤申 译)

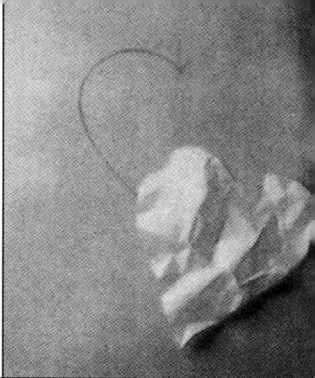

第一章

正常的心脏

哺乳动物的心脏是自然界所创造的最神奇的"泵"。虽然古埃及人不知道心脏在血液循环中起何作用,但是,他们已意识到了心脏的重要性。他们认为,心脏是人体重要的生命器官;它是在制作木乃伊过程中惟一被保留下来的器官。

为了保持心脏的健康,你需要先了解一些心脏解剖和功能方面的知识。在胎儿发育的前几个星期,心脏就开始形成。它起自一个心管,然后自我折叠,最终形成我们出生时的四腔心结构。居于上面两个接受血液的心腔为右心房和左心房;而位于下面两个泵血的心腔为右心室和左心室(图1.1)。右心房接受全身的静脉血,静脉血由全身回流过来,已经释放氧气和营养物质给全身的组织和细胞。静脉血经由上腔静脉和下腔静脉两条大血管输送回右心房,通过一个叫三尖瓣的单向瓣膜,由右心房流入右心室。右心室收缩时,通过另外一个单向瓣膜即肺动脉瓣,将静脉血泵入肺动脉内。在肺内,肺动脉逐渐分出越来越小的血管支。最细的血管支被称为肺毛细血管。它们负责从肺内很小的空泡(即肺泡)内吸收氧气,同时将血液中的二氧化碳释放入肺泡内。这些富含氧气的血液随即被收集到肺静脉。然后,肺静脉将这些血液输送至左心房。左心房将这些氧合的血液通过二尖瓣送到心脏最主要的泵血心腔——左心室。然后,血液通过主动脉瓣由左心室泵入到主动脉,并经主动脉被输送到全身各处。

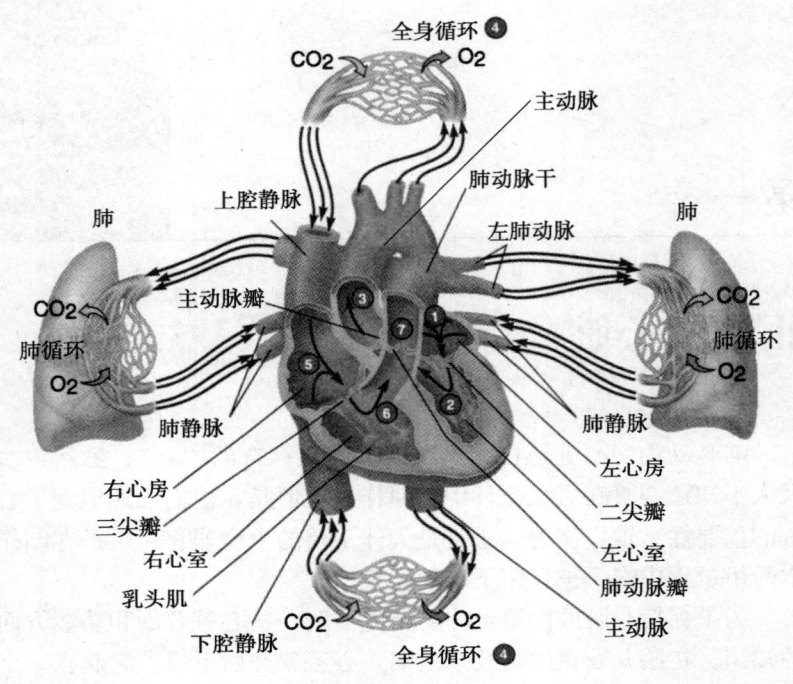

图 1.1 流经心脏的血流

心脏是一个肌性泵血器官。像所有的泵一样，它也需要能量。心脏从流经心肌的血液中摄取氧和营养物质产生能量。供应心脏的血管有两条小动脉，叫做冠状动脉，它是主动脉发出的第一批分支血管（图 1.2）。右冠状动脉供应右心房和右心室大部分心肌，也常常供应左心室下壁的心肌。左冠状动脉分出两个主支血管，分别为左前降支和左回旋支。这些动脉供应左心房和左心室的大部分心肌。

右心室和肺动脉位于左心室和主动脉的前方，胸骨的正后方。在 X 线胸片上，左心室投影到胸骨左侧，因此心脏的大部分看起来位于胸部的左侧（图 1.3）。虽然通常在 X 线胸片上不能看到心包，但实际上心脏悬挂于一个叫做心包的薄壁囊腔内。

关于正常心脏如何工作，您尚需了解一些知识，这就是心脏含有形成微小电流的特殊分化细胞。这些特殊分化细胞就像心脏的

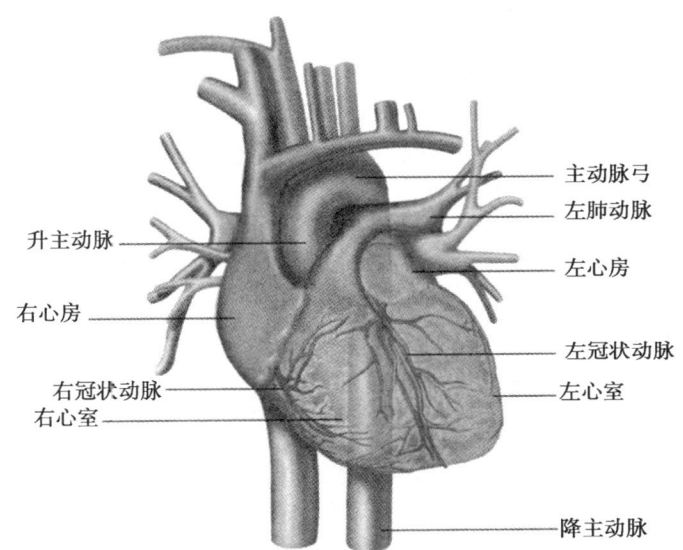

图 1.2 心脏和主要动脉

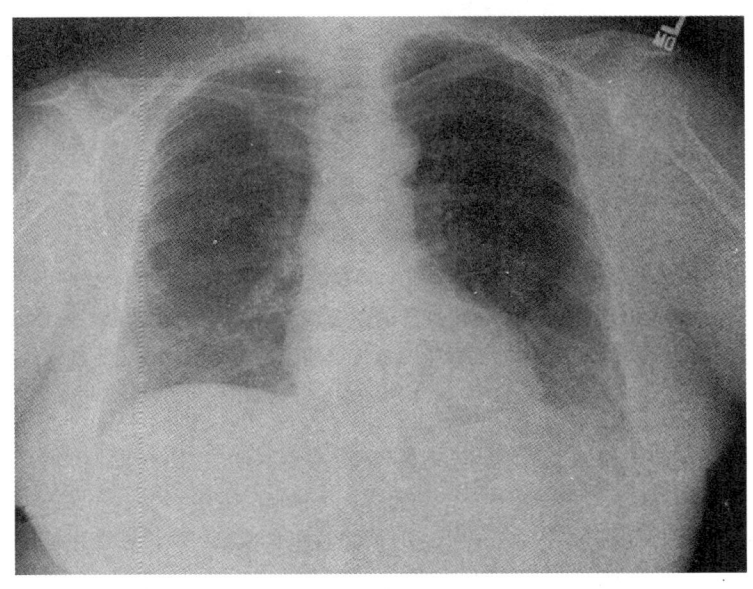

图 1.3 心脏的 X 线片

"电池"。这些微小电流由位于右心房的窦房结产生（图 1.4）。窦房结是由一簇可自动去极化、产生电脉冲的细胞组成。静息状态下，它们平均每分钟产生 60 次左右的电脉冲。当兴奋或运动时，产生电脉冲的频率会超过每分钟 100 次。电脉冲播散开来，并沿心脏的特殊传导通道下传，就会引起整个心脏顺序收缩（图 1.5）。

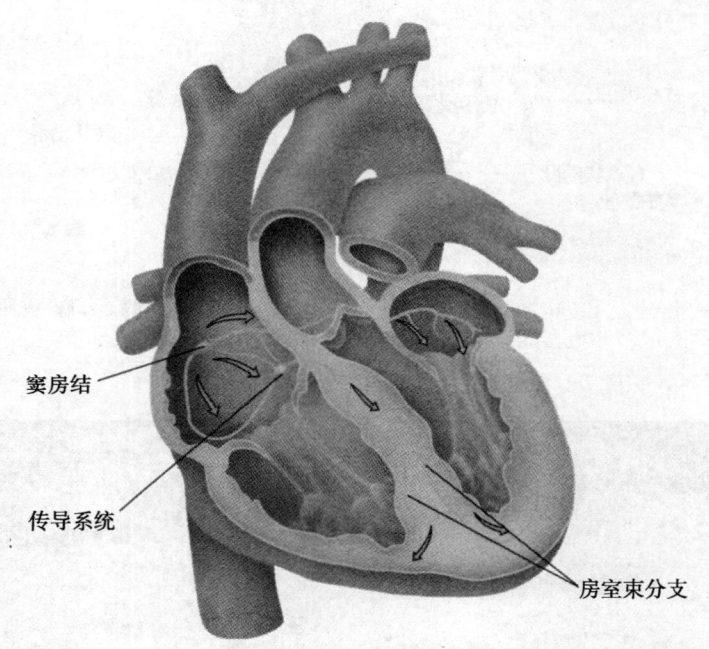

图 1.4 心脏的传导系统。这些特殊分化的心肌细胞群发放电脉冲传遍整个心脏。电脉冲起源于窦房结，并传向房室结。然后，房室结区激动的电信号继续传遍整个心室。

心脏的电活动可由心电图（EKG）检测，并以心电图形描记出来。心电图是临床上最常用的心脏检查。荷兰生理学家 Willem Einthoven 在 1901 年发明了心电图。最早的心电图机原型需要把人的手和脚分别放置于四桶水中才能工作！1924 年，Einthoven 因为发明了心电图而获得诺贝尔医学奖。

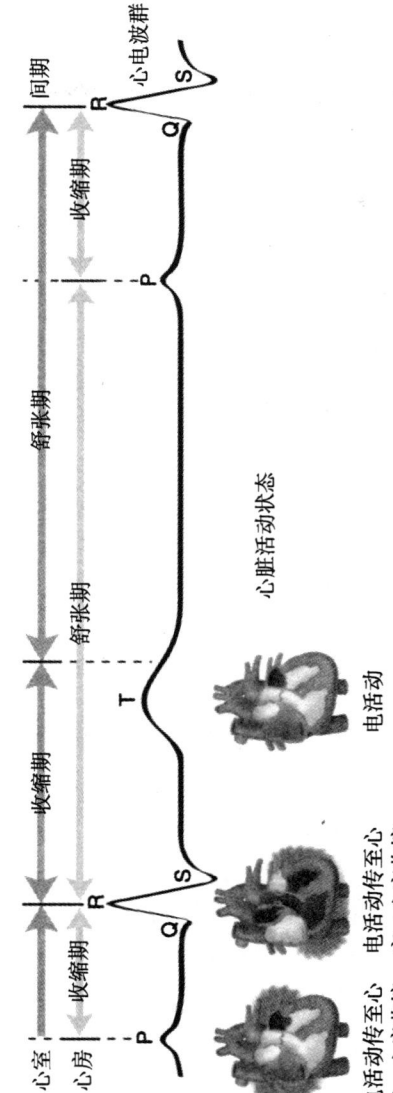

图1.5 根据心电图标明心脏的电活动。电活动可激动肌肉组织并引起收缩,因此,在电活动过后,心肌收缩就发生了。

第一章 正常的心脏

纵观人的一生，心脏每分钟泵血 4～8 升，达 75 年以上，共收缩和舒张 25 亿次。假如心脏停止工作 4～5 分钟以上，则会导致大脑发生不可逆性损伤，并会死亡。如果心脏受到损伤，不能泵出足够多的血液供给人体需要，则身体的各个器官就不能正常工作，心力衰竭便会发生。正是由于存在心脏损害的潜在风险，因此，保持您的心脏健康和舒适至关重要。

鉴于男性和女性之间存在显著性别差异，那么男性与女性心脏之间也存在差异就不足为怪了。我们对两者之间存在差异的认识仍在增加，直至最近，女性仍未作为试验对象入选大型临床试验研究。两者之间最显著的差异是，平均起来女性的心脏和冠状动脉都小于男性。这导致女性在心脏冠状动脉搭桥或血管成形术后的效果与男性不同。例如，自从血管成形术和血管搭桥术发明以来，女性血管成形术的并发症发生率很高，搭桥术后的死亡率也高于男性。其详细内容在第十章和第十一章讨论。女性静息状态下的心率也高于男性，她们对运动的反应也与男性不同。研究者发现，女性心脏病危险因素与已确认的男性心脏病危险因素在很多方面存在不同。另外，女性冠心病的进程也与男性不同。因此，在某些药物治疗或介入干预治疗方面，女性比男性可能获益较少。

> 女性心脏病危险因素与已确认的男性心脏病危险因素不同

虽然许多问题尚待研究，但我们已然有了足够的知识来预防大多数心血管疾病。本书的主要目的便是：传播知识，共同参与。

（关晶　刘超　译）

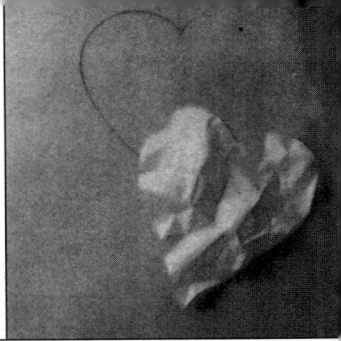

第二章

病起何因：概览

在上一章，我们了解了充足的血液供应是维持身体每个器官正常工作的关键。动脉把携带养分的血液运输到身体的每一个细胞。如果动脉管腔变窄、变细，它们将不能运送足够的养分，身体各个部位的器官和细胞就不能正常工作。发现动脉变硬（动脉硬化）已有许多世纪，但是直至 20 世纪早期，动脉硬化才在流行病学上被发现具有重要意义，这时它已经是工业化国家的首要杀手。在 20 世纪的最后十年，心血管疾病同样也成为发展中国家的首要杀手。事实上，现在大约 80％ 的心血管病死亡出现在发展中国家；而在世界范围内，由心血管疾病造成的死亡是艾滋病的 6 倍多。在美国，每年大约有一百万人死于心血管疾病。虽然在过去的几十年里，美国心血管疾病的死亡率呈下降趋势，但是相对于男性，这种下降趋势在女性中并不明显。

> 到 20 世纪末，心血管疾病已经成为工业化国家和发展中国家的首要死因

动脉硬化可能表现为几种形式。动脉粥样硬化是一种特殊类型的动脉硬化，以动脉血管壁脂质沉积为特征。"动脉粥样硬化"一词来源于希腊语 "athera"，其意是指"稀粥"或"麦片粥"。采用此名称是因为在早期的病理学家看来，这些脂质沉积物软而凹凸不

平,像"粥状"。动脉粥样硬化累及的血管壁形成动脉粥样硬化斑块(图 2.1)。动脉粥样硬化斑块成分复杂,由胆固醇、平滑肌细胞和一种特殊类型的白细胞——巨噬细胞组成。动脉血管壁分为三层。允许血液流通的中空管腔称为血管腔(图 2.2)。动脉壁的里层为内膜或内皮,这是第一道防线,它抵抗或预防来自血液的有害物质对动脉壁造成损害(如吸烟时释放到血液中的一氧化碳)。动脉壁的第二层为中膜,它围绕着内膜,主要由平滑肌细胞组成,可以收缩和舒张。当全身或局部组织血液需要量大时,它可以扩张,增加血液输送量;而当血管壁损伤时,它可以收缩,预防出血。当动脉壁损伤时,平滑肌细胞移行到内膜层,使动脉壁变硬。

造成动脉血管壁损伤的因素很多,血液中胆固醇水平升高只是其中之一。胆固醇会造成血管内膜的通透性增加。另一常见因素是高血压。糖尿病促进动脉血管壁损伤的机制尚未完全阐明,但它会累及大动脉和小动脉。炎症反应也在斑块形成中起着一定作用。

当胆固醇侵入到血管壁后,那些被称为巨噬细胞的白细胞会吞噬这些脂质,并在这一过程中不断膨胀。这些膨胀的巨噬细胞叫做泡沫细胞。动脉粥样硬化最早期的征象便是脂质条纹的出现;它们不仅可见于非常年轻的人群中,甚至在婴儿中也有发现。事实上,1999 年英国著名医学期刊《柳叶刀》上发表的一篇研究就指出,如孕妇胆固醇水平很高,则腹中的胎儿亦可以出现脂质条纹。

随着时间推移,斑块会逐渐进展、长大,引起动脉管腔的进行性缩窄。当供应心脏的动脉血管管腔狭窄时,患者常常会出现一种叫做"心绞痛"的症状,我们将在以后章节中谈及。有时,斑块会破裂。当斑块破裂时,会触发一系列链式反应,导致血栓形成,完全阻塞动脉管腔,阻断血流。如果阻塞发生于冠状动脉,并且血管不能及时开通以恢复血流,血管阻塞部位下游的部分心肌就会因缺血缺氧坏死,即为心肌梗死,也就是我们常讲的心脏病发病(heart attack)。

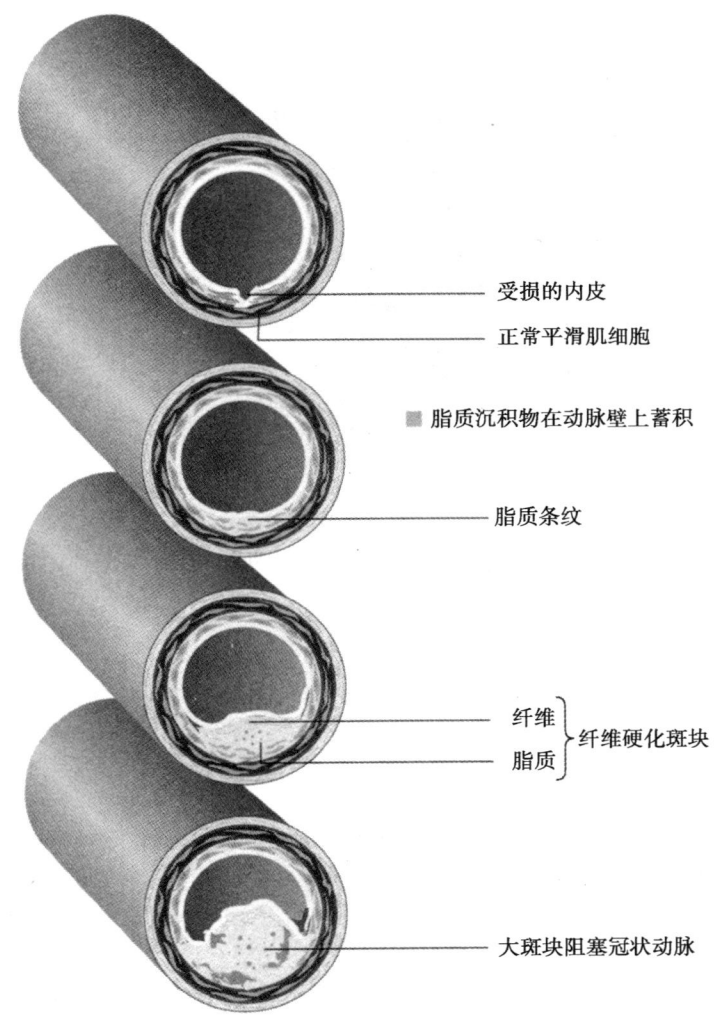

图 2.1 冠状动脉中斑块形成

那么，我们如何才能预防动脉粥样硬化斑块形成，使之不能阻塞血管呢？下一章，我们将详细讨论心血管疾病危险因素及如何处理。

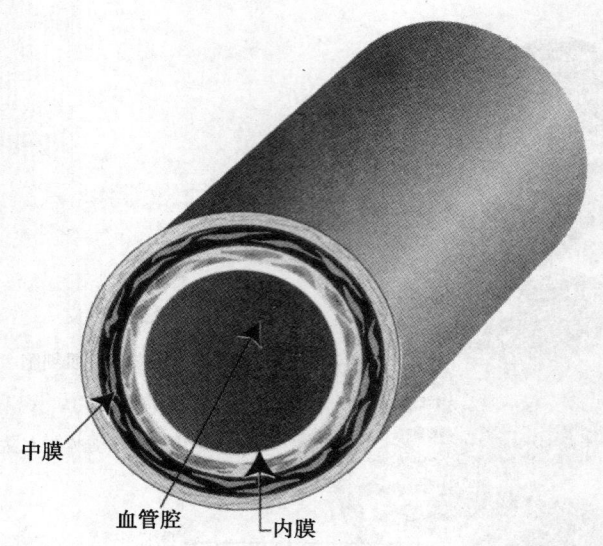

图 2.2 动脉的横截面

(关晶 刘超 译)

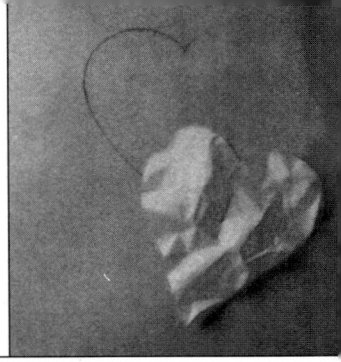

第三章

危险因素有哪些,为什么我们应该关注它们?

马萨诸塞州的弗明汉(Framingham)是一个位于美国波士顿以西 25 英里的小镇。在人们的常识中,这是一个名不见经传的名字,但是对于医学界,弗明汉却是动人心弦的名字。我们所知道的大部分心血管危险因素来源于弗明汉医学研究,它始于 20 世纪 40 年代晚期。

早在 20 世纪初期,动物实验就显示,给动物喂食高胆固醇饮食以后,它们的动脉血管壁上就会出现斑块。那时,感染性疾患是导致美国及其他国家人口死亡的主要病因。然而,1920—1940 年,美国因心血管疾病而致死的人数开始超过感染性疾患致死的人数,成为排名第一的杀手。于是,美国国立卫生院,这个资助了大量医学研究的政府机构开始关注这一疾患。在第二次世界大战结束后,美国国立卫生院决定调研心血管疾病的流行趋势,旨在找出参与心血管疾病发生与发展的因素。

弗明汉研究正是美国国立卫生院这一决策的产物。这一项目旨在研究心血管疾病的流行病学特点——患病率、发病率与病因。上述三种类型的信息当中,每一项信息对于我们了解某种疾病的发病原因、在哪些人群发病,以及它是如何发生和播散的,都非常重要。患病率是指在既定时间内人群中患有某种疾病的人数;发病率是指一种疾病的发生几率,通常是指在一既定时间内(通常为一年)有多少新的病例被诊断出来;危险因素是指能使某种特定疾病发病风险增加的任何事物或影响因素。危险因素可以是不正常的实验室检查结果,如血液中胆固醇水平增高;也可以是一种行为,如吸烟、终日静坐不动的生活方式或饮食过量;或一种遗传特征,如性别。弗明汉研究旨在收集上述所有的流行病学信息,从而找到准确的动脉粥样硬化的危险因素——这仅仅是预防和治疗心血管疾病的第一步。

此研究共纳入1948年居住在弗明汉镇的男性和女性居民5209名,年龄为30~62岁。每隔两年,研究者们就对这些纳入对象进行一次全面而详细的病史调查、体格检查和各种各样的实验室检查。

弗明汉研究的最初结果发表于20世纪60年代。现在,弗明汉研究的研究者们正在对居住在这一小镇上的第三代人群进行研究,这将进一步拓展我们在心血管疾病方面的知识。该研究的结果陆续被这里的后续研究和国外的其他大型研究所证实。年龄、心脏病家族史、吸烟、胆固醇水平增高、高血压、糖尿病、肥胖和静坐不动的生活方式等,都是发生心血管疾病的危险因素。

我们上述所讲的这些危险因素当中,某些危险因素的危险性女性高于男性,也有些是女性特有的危险因素。例如,当女性绝经后其患冠心病的概率会显著增高,不管绝经是因为年龄增加自然发生,还是由于手术切除子宫和/或切除双侧卵巢之后引起。在生理性绝经前行子宫切除术的妇女,她们患冠心病的几率比同年龄组而未绝经的妇女高两倍多。基于这些数据,人们先前认为,来自卵巢的性激素,主要是雌激素,具有心血管系统保护作用,并且这种保护作用会在绝经后消失。但是,我们将在之后的章节谈到,雌激素并非是全部的答案。其实我们至今仍不清楚为什么绝经期前的妇女患心血管疾病相对较少。答案可能是,雌激素对年轻女性具有心血管保护作用,而对于老年妇女,这种保护作用就消失了。

近年来,很多研究确认了另外一些新的心血管疾病危险因素。这些危险因素包括:高同型半胱氨酸血症、一种变异的血清脂肪——脂蛋白a,写做Lp(a)、一种参与凝血过程的蛋白——纤维蛋白原、某些类型的炎性标志物，可能还有某些类型的感染。

在美国，因吸烟致死的人数每年高达 400,000 人以上。令人震惊的是，这种死亡都是可以预防的。我告诉我的病人："吸烟只是一种被社会承认的自杀方式。"大量研究证明，对于那些非吸烟者，即使吸二手烟也会造成患心血管疾病的危险显著增高。

每年因吸烟导致 400,000 人死亡，全部可以预防

虽然吸烟正日益变得不受社会大众欢迎，但美国仍有 25% 的国民吸烟。尽管社会上开展了各种宣传活动，学校里开设了各种健康教育课程，但是美国青少年吸烟率正在上升。每年都有大约一百万美国年轻人开始吸烟，其中女性占一半。据估计，全球烟民总数约有 10 亿人左右。在过去的几十年里，妇女在很年轻时即开始吸烟，并且烟瘾非常大。

在当今美国，没有任何一个犯罪联合组织比烟草工业及其说客做得更为成功。一个真心关注卫生资源消耗的政府，应该剥夺种植烟草的合法性，在他们转种其他作物前，对烟农进行补偿。

吸烟是危险因素之一，对妇女的危险性超过男性。女性吸烟者其患心血管病的相对危险度是不吸烟者的 1.8 倍，而男性吸烟者患心血管病的相对危险度是不吸烟者的 1.6 倍。即使在绝经前，女性吸烟者患急性心肌梗死的风险也是非吸烟者的 3 倍。

女性吸烟者急性心肌梗死发病的危险是不吸烟者的 3 倍

吸烟除了增加女性心脏病发病风险外，也会使女性的绝经期向前提前一年半到两年时间。相对非吸烟女性，吸烟女性在绝经期经历的潮红与潮热现象也更为严重。所以，如果你想容颜不老，最好的办法就是放弃吸烟。吸烟者发生第一次急性心肌梗死的时间比非吸烟者来得更早、更年轻。对女性而言，在非吸烟者中，发生第一次急性心肌梗死时，其年龄的中位数为 79 岁；而在吸烟者中为 60

岁。相对应的男性非吸烟者第一次急性心肌梗死发生的年龄为71岁，而吸烟者为64岁。因此，吸烟不仅使女性首次发作急性心肌梗死的时间较男性大幅度提前，而且也使女性吸烟者首发急性心肌梗死的平均年龄较男性吸烟者更为年轻。这样，不需长时间消耗很多的香烟即可看出其危害。护士健康研究（Nurses Health Study）发现，每天吸4根香烟就可使冠心病危险加倍。护士健康研究开始于1976年，其后，该研究继续观察最初入组的12,700名护士，以评估女性特有的冠心病危险因素。研究发现，由于吸烟剧增的冠心病风险会在停止吸烟后两年内降低三分之一；在停止吸烟超过两年以后，其冠心病风险才会逐渐降至与非吸烟女性相同的水平。

吸烟是造成男性与女性心脏猝死的主要原因，但在年轻女性当中，是更突出的危险因素。口服避孕药使心血管病危险性更为复杂。目前，医学界建议，年龄超过35岁的吸烟女性应避免应用避孕药物。遗憾的是，很多研究表明，女性较男性更难摆脱尼古丁的诱惑。具体原因不明。

吸烟通过许多复杂的途径来对人体施加有害作用。吸烟时烟草会释放一氧化碳到血液中，而一氧化碳会直接损伤动脉血管壁，这样会增加胆固醇向血管壁的侵入。吸烟也会导致一种叫甘油三酯的脂肪在血液中的水平增加，我们会在以后的章节详细讲解它的危害。同时，吸烟也会造成身体内高密度脂蛋白胆固醇（HDL-C）水平降低，而高密度脂蛋白胆固醇是一种可降低心血管疾病风险的有益胆固醇。尼古丁增加心率和血压，而血压增高是发生心血管疾病的危险因素。另外，尼古丁会收缩包括皮肤和心脏在内的全身血管。过量吸烟者会加速发生皮肤的早衰，皮肤皱褶出现，这是长期吸烟导致的慢性缺氧所致。不仅如此，尼古丁的成瘾性超过海洛因。研究表明，人群中有33%的人只需吸食1支香烟就会对尼古丁产生依赖性，而人群中只有16%的人在尝试海洛因时会产生依赖性。

吸烟会使吸烟者发生心室颤动的机会增加，这是一种致命性心律失常，如果数分钟之内不能恢复为正常的心脏节律，便会立即死亡。吸烟会使人体更易形成血栓，而血栓是大多数急性心肌梗死的主要原因。如前所述，尼古丁除了对血管有收缩作用外，同时也会损害血管的舒张功能，使其更易在受刺激时产生血管痉挛。尼古丁会促进低密度脂蛋白胆固醇（LDL-C）的氧化，而低密度脂蛋白胆固醇是一种"坏"胆固醇，它会增加人体发生心血管疾病的风险。氧化的低密度脂蛋白胆固醇是血管壁斑块生长的主要参与者。吸烟也会增加血液中某些炎性标志物的血清水平，它们是机体受到损伤后发生炎症反应时产生的生物活性分子物质。

上述尼古丁的危害，尽管洋洋万言，但仍不能尽言其害。现在已有证据显示，过度吸烟者发生糖尿病的几率也远高于非吸烟者。在护士健康研究中，人们发现每日消耗25支以上香烟者会显著增加发生糖尿病的风险。2006年6月《国际流行病学杂志》发表的一篇文章报道，在每日消耗2盒以上香烟的人群中，与非吸烟人群相比，男性吸烟者发生糖尿病的风险增加45%，而女性吸烟者发生糖尿病的风险则更令人吃惊，会增加74%。戒烟5年后，女性患糖尿病的风险才降低至非吸烟者的水平，而男性吸烟者发生糖尿病的风险降低至正常水平的时间则需10年。

吸烟的危害不仅仅局限于冠状动脉。它也是发生脑血管病动脉阻塞的危险因素之一，而脑动脉阻塞导致的脑卒中会引起死亡和劳动能力丧失。同样，吸烟也是导致外周血管疾病的首要危险因素，供应腿部的动脉血管如果发生阻塞则会致残，最终导致下肢坏疽或截肢。吸烟还是导致男性性功能障碍排名第一、并且可以预防的病因。吸烟者发生动脉瘤的风险较高，主动脉动脉瘤管壁薄弱，气球样突出的管壁会发生破裂出血，致人死亡。除了对心血管系统有诸多危害外，吸烟产生的有害物质也会促进各种癌症的发生。

吸烟是第一位可以预防的心血管疾病危险因素。在美国，它也是第一位可以预防的死因。戒烟是人们可以采取的最重要的预防措施，它能够降低心血管病发病和死亡的危险。今天，美国的多数医院开展了戒烟项目，应用多种策略帮助吸烟者戒除烟瘾。他们采取综合疗法帮助吸烟者远离香烟，包括尼古丁贴片或口香糖，药物（如丁氨苯丙酮），纠正不良行为，群体或个人咨询等。

胆固醇：好的胆固醇和坏的胆固醇

1969年，当我完成临床实习时，越战正酣。所有年轻男子必须服兵役。每一个男性内科医生在完成内科实习一年之后，都有可能被派往越南；而女性则不在应征之列。事实上，有未满18岁子女的女性（正如我）是禁止应征入伍的。另外，美国联邦公众卫生服务署提供了一种前往越南的替代服务，然而这种机会只属于极少数幸运的内科医生。这种所谓的"征兵缓召"职位涉及的工作包括：在公众服务欠发达地区（如印第安保留地）工作两年，或在国立卫生院（NIH）从事两年医学研究。我那时的丈夫有幸得到了一个在国立卫生院从事医学研究的工作职位，而我则在国立卫生院被安排了一个非"征兵缓召"职位。那时，我在国立心肺研究所（NHLI）——现在更名为国立心肺和血液研究所（NHLBL）工作。我当时的老板是Robert I. Levy博士。早在1967年，Levy博士和他的同事Donald Fredrickson博士共同在《新英格兰杂志》(New England Journal of Medicine. 译者注：此为世界最著名的医学杂志) 上发表了一篇有关血脂的论文，题目为《脂蛋白在脂肪运输中的作用——一种对于作用机制和血脂异常的整合研究方法》。在论文中，他们对一系列涉及血液脂肪的疾病进行了分类。至今，他们的分类仍然被医学界广泛采用，只是细微之处作了变动。

1971年，当我开始在国立卫生院工作时，政府已经决定发起一项大型临床研究，以确定血脂异常在美国的流行趋势，并试图揭示降低男性高胆固醇血症人群的血清胆固醇水平是否可以降低有症状和体征的冠心病患者的死亡风险。虽然，医生们已从弗明汉研究得知，高胆固醇是冠心病的危险因素，但仍无证据显示降低胆固醇可以降低冠心病的风险。这个问题的答案非常重要，因为，正如我们所知，单纯控制饮食并不能使多数人的胆固醇降低到健康水平。

当时，用于降低胆固醇的药物则有偶发的副作用，包括轻度不适到潜在危险。因此，全面评价此项干预治疗非常重要。

Levy博士将我们的科室命名为血脂研究临床项目部。血脂研究临床干预试验第一时间向人们提供了血脂临床干预研究的结果。证据显示，在年龄35岁至59岁的无冠心病症状人群中，降低胆固醇可以降低冠心病的风险。与那时其他所有的临床研究一样，这项研究也将女性排除在外。那么，对于心血管疾病，这些结果意义如何？下面对胆固醇和血液中脂肪的解释，将有助于人们透彻了解它们的作用。

胆固醇是一种脂质，医生称之为"lipid"，即血脂，来源于希腊语"lipos"，即脂肪之意。这是一种在全身各处的细胞中均可发现的蜡样物质，是细胞膜内层和细胞膜的基础组成成分。它也是多种激素和胆汁酸合成的必需物质。胆汁酸是一种在小肠消化脂类过程中起重要作用的物质。

胆固醇不溶于水，而血液大部分由水组成，所以为了使其溶于水，机体将胆固醇和其他脂类物质乳化或采用其他形式使其溶于水。乳化剂指的是两种互相不溶解的液体混合形成的混合剂（您想一下沙拉调料中的油和醋就会明白），这种乳化作用可以通过振动的方法实现。这种液体会分裂为无数个小液滴，称为"非连续相"；而另一种均一液体则为连续相。牛奶是乳化作用的一个很好的例子，乳脂为非连续相，而水为连续相。然而，人类的进化决定了剧烈振动并非是使脂类物质在血液中溶解的良好方法，人体自有一套非常有效的脂类运输系统：即血脂运输系统。随着进化，它发展为一套高效系统，可以将非水溶性的脂肪从它们被制造出来的部位一直送往需要它们的部位。血脂运输系统是通过蛋白质与脂类结合在一起形成脂蛋白的形式实现的，它使得脂类具有水溶性。血脂紊乱也称为异常脂蛋白血症，是指血脂运输系统出现功能障碍，此时，血脂某些成分的水平会过高或过低。

根据密度（即单位容积内某种物质的质量）不同，脂蛋白被由小到大分为如下几类：
- 乳糜微粒
- 极低密度脂蛋白（VLDL）
- 低密度脂蛋白（LDL-C；也称之为"坏"的胆固醇）（注：原文为 LDL，应该为 LDL-C）
- 中间密度脂蛋白（IDL）
- 高密度脂蛋白（HDL-C，也称之为"好"的胆固醇）（注：原文为 HDL，应该为 HDL-C）
- 脂蛋白（a），即 LP（a）。

乳糜微粒在肠道中形成，主要来自食物中的脂肪。在肌肉和脂肪组织的毛细血管中，乳糜微粒被分解为游离的脂肪酸。游离脂肪酸作为能量物质被肌肉细胞利用，或者被储存于脂肪细胞或脂肪组织中。肝脏也可摄取脂肪酸。脂肪酸被肝脏摄取后，被重新包装为极低密度脂蛋白，之后被分解为中间密度脂蛋白，然后被分解成为低密度脂蛋白。

通过一个由 33 个步骤组成的生物过程，机体细胞可以获取它们所需要的胆固醇，也可以通过位于细胞膜上的低密度脂蛋白受体摄取低密度脂蛋白微粒。低密度脂蛋白受体基因突变会导致家族性高胆固醇血症。这是一种家族性遗传性疾病，以胆固醇水平显著增高为特征。家族性高胆固醇血症是最常见的遗传性血脂紊乱。患有家族性高胆固醇血症的杂合子患者只有一条基因突变，可能来自于父方或母方，其血浆胆固醇水平多在 300mg/dL（注：相当 7.8mmol/L）到 500mg/dL（注：相当 13.0 mmol/L）之间。如果患者为纯合子型家族性高胆固醇血症患者，则有两条基因突变，分别来自于父母双方，其血浆胆固醇水平多在 500mg/dL 到 1000mg/dL（注：相当 26.0 mmol/L）之间。家族性高胆固醇血症患者其胆固醇可能在皮肤蓄积，产生黄瘤，并常常早发心血管疾病。家族性高胆固醇血症的纯合子患者，常常在少年时期即发生急性心肌梗死；而对于杂合子患者，如不接受治疗，通常在 30 岁至 50 岁之间发生心血管疾病。尽管同样为家族性高胆固醇血症的杂合子患者，即使胆固醇水平相同，女性发生血管疾患的年龄也会比男性晚10年。

高密度脂蛋白胆固醇（注：原文为 HDL，应该为 HDL-C）被称为"好胆固醇"，可由多种组织产生，包括肠道和肝脏。它的新陈代谢十分复杂，具体代谢过程仍在研究之中。肠道和肝脏组织可以制造出高密度脂蛋白胆固醇的主要成分。纵观女性生命的全过程，高密度脂蛋白胆固醇的平均水平较男性高 10mg/dL（注：相当 0.26mmol/L）。即使在女性绝经之后，其高密度脂蛋白胆固醇水平也只是轻微降低。

> 高密度脂蛋白胆固醇可从斑块中移走胆固醇，其水平越高，患者距离心血管病越远

高密度脂蛋白胆固醇是血液中的清道夫。事实上，它可以从血管壁的斑块中移走胆固醇，并且可以限制低密度脂蛋白胆固醇的氧化，请记住，氧化低密度脂蛋白胆固醇是形成动脉粥样硬化斑块的成分之一。对人而言，高密度脂蛋白胆固醇水平越高，患心血管疾病的可能性越小。高密度脂蛋白胆固醇水平为 60mg/dL（注：相当 1.56 mmol/L）以上，是心血管疾患的负性危险因素，即较高水平的高密度脂蛋白胆固醇可以抵消您心血管疾病危险因素中的一项。

许多研究表明，血浆高密度脂蛋白胆固醇水平较低是未来发生动脉粥样硬化的危险因素之一。大多数情况下，高密度脂蛋白胆固醇水平过低与血浆甘油三酯水平增高密切相关。在女性中，这种特殊组合危险性更高，但至今我们仍不知道其具体原因。在超过65岁的老年女性中，低水平的高密度脂蛋白胆固醇是仅有的、有显著意义的可以预测冠心病风险的指标。综观所有年龄段，低密度脂蛋白胆固醇水平增高，对于预测女性冠心病危险性的价值小于男性。

血脂蛋白（a）是肝脏生成的低密度脂蛋白的一个变种。一些研究显示，它是冠心病的一个危险因素；但另外一些研究并未显示出两者之间有关联。一项专门为女性设计的临床研究也未发现两者之间存在联系。

一些遗传性疾病与高密度脂蛋白胆固醇水平降低之间存在联

系。其中之一便是丹吉尔病（注：Tangier disease：丹吉尔病，是一种家族性缺乏高密度脂蛋白胆固醇的疾病），这种疾病最早发现于丹吉尔岛，当初促使 Levy 博士开始血脂异常研究的也正是这种疾病。他说，从获知这个疾病的那一刻起，便决定研究它，计划前往非洲一趟。遗憾的是，丹吉尔岛仅是位于切萨皮克湾的一个小岛，但当弄清此事时，他已经交付了提案。我不清楚他当时是否有意让我加入他们的研究，但这是一个迷人的故事，也是一个意外发现的例证。

虽然，丹吉尔病只是几种可以导致血脂异常的遗传性疾病中的一种，但是生活方式和饮食也起着重要作用。我告诉我的病人："如果您能灵活选择您的父母，您就可以随意饮食。"其实，这只是一句俏皮话。通常大约 85％的总胆固醇水平由基因决定，而另外 15％的总胆固醇水平则由食物决定。食用饱和脂肪，即那些在室温下可以凝固的油脂，比食用单纯的胆固醇更能升高胆固醇水平。雌激素、他汀类药物、大剂量的烟酸可以升高高密度脂蛋白胆固醇的水平；同样，少量饮酒、规律的有氧运动也可以提高高密度脂蛋白胆固醇水平。饮食中碳水化合物含量过高会增加血液中甘油三酯的水平。血液中正常甘油三酯水平（注：进行血脂检查前应禁食 12 小时）的上限为 150mg/dL。饮食中脂肪的含量太低也会使血液中高密度脂蛋白胆固醇的水平降低。

某些疾病可能引起引起血脂水平继发性增高。这些疾病包括：糖尿病、肾脏疾病、肝硬化、梗阻性肝病和甲状腺功能减退。有多种药物显示可升高血脂水平，包括：用于杀死人体免疫缺陷病毒和治疗艾滋病逆转录病毒的药物、用于治疗高血压的 β 受体阻断剂、用于抑制器官移植后免疫排异反应的免疫抑制剂和一些利尿剂。用于治疗血脂异常的药物我们将在第九章详细介绍。

高血压常被称为"无声的杀手"。正常的血压被界定为 135/85 毫米汞柱（mmHg）以下。斜线上方的数字为收缩压，即当心脏收缩时所测量血压的峰值；而下方的数字为舒张压，是指心脏处于舒张状态时的血压值。血压通常用毫米汞柱（mmHg）表示，即水银柱可被血压举起的高度。理想的血压应控制在 120/80 mmHg 以下。

大约有 5,000 万美国人患有高血压。高血压的发病率随年龄增长而增加。40 岁以下的年轻人中只有不足 20% 的人患有高血压。到 70 岁时，超过 60% 的女性会患有高血压，而且在年龄超过 55 岁的妇女中，患高血压的几率也高于男性。

人群研究显示，非洲裔美国人高血压的发病率是白种人的两倍左右，该结果具有高度一致性。只有四分之一的人接受了有效的抗高血压治疗。未经治疗的高血压增加动脉硬化、心肌梗死、充血性心力衰竭、肾脏疾病和卒中的风险。在老年女性中，血压每增加 10 mmHg，心肌梗死与脑卒中的发病率增加 20% 至 30%。反之，即使轻度降低血压仅 1~2 个百分点，也会减少患心血管疾病的风险。在过去的几十年中，许多研究表明，有效降低血压即可降低心血管疾病的风险。即便患有轻度高血压，也可从降低血压中受益。

未经治疗的高血压增加动脉硬化、心肌梗死、充血性心力衰竭、肾脏疾病和卒中的风险

高血压常被称为"无声的杀手"，因为如果不出现并发症，它不会引发症状或出现体征。与高血压相关的一些症状和体征，如头痛、头晕或昏厥，也常常发生在那些非高血压患者身上。只有一种方法可以确诊您是否患有高血压，即让医生或护士为您测量血压。

只有一种方法确定您是否患高血压，就是让医生和护士测量血压

当血压变动较大时，称之为"易变性"高血压。一种在女性中常见的"易变性"高血压被称为"白大衣"型高血压，即血压升高只发生于医生办公室内，但在轻松的环境中，血压不会升高。据估记，大约 20% 至 30% 的人患有"白大衣"型高血压。研究表明，这些人中未来发生心血管事件的风险没有增加。在医生办公室之外测量血压，会帮您确认是否真正患有高血压。

与吸烟不同，高血压增加心血管疾病的危险性没有性别差异，即在男性与女性患者中具有同样的危险性。然而，性别不同，对高血压的反应也不同。患有高血压的女性，发生左心室肥厚（即心室肌异常增厚）的几率超过男性高血压患者两倍以上。弗明汉研究表明，人群中左心室肥厚与心血管并发症的危险性增加密切相关。

大多数高血压为原发性，就是说我们不知道疾病的病因；但是也有高血压可以找到病因，这些高血压是继发性的。肥胖和超重是继发性高血压最常见的原因。另外一些病因包括：盐敏感性人群的饮食中食盐含量过高、酗酒、应用可卡因和服用口服避孕药物。

服用口服避孕药物的女性应定期测量血压。如果发现高血压，应该停用口服避孕药物，转而选用其他避孕措施。在大多数情况下，停用口服避孕药物几个月后，血压会逐渐恢复到正常水平。

妇女服用口服避孕药物应该定期测量血压

高血压是否继发于其他不常见的病因，应该由医生评价和判定。肾动脉出现狭窄时引起的高血压，其发病率为千分之五左右，及时诊断出肾动脉狭窄十分重要，因为成功解除肾动脉梗阻可能使某些高血压患者停服抗高血压药物。动脉粥样硬化是引起这种高血压最常见的原因，我们把它叫做肾血管性高血压。在老年男性和女性中，动脉粥样硬化引起的肾动脉狭窄发病率相等，但在年轻人群中，以男性更为多见。

另一类型的肾动脉狭窄为纤维肌性发育异常（fibromuscular dysplasia）。这种肾血管性高血压最常见于40岁以下的人群中，主要见于年轻女性。肾动脉梗阻时经常在腹部发出异常响声，称之为"杂音"。肾血管性高血压的另一征象是，高血压对强化药物治疗反应不佳。

为了帮助大家了解肾动脉狭窄是如何引起高血压的，我举一个亲身经历的典型病例。

Vera 是一个 55 岁的护士。她的首诊医生告诉她患有临界高血压。虽然她以心悸就诊，但我对她的血压水平比较关注。经测量，她的血压高达 170/104 mm Hg。于是我为她开了抗高血压药物，但抗高血压药物让她产生了头重脚轻的症状，且血压降低并不明显。于是，我又让她做了磁共振（MRI）检查，这是一种通过强力磁力线来构建体内器官影像的检查。磁共振检查显示，她的一侧肾动脉有纤维肌性发育异常。于是 Vera 做了肾动脉成形手术。放射科介入医生用一个特制的顶端带有球囊的导管扩张了狭窄的肾动脉。现在她血压已恢复正常。

肥胖对于女性而言，是造成高血压的另一个重要因素。用于测量肥胖程度的指标称为体重指数（BMI），即以体重（以千克表示）除以身高（以米表示）的平方。现在有好几个网站可以帮助您计算体重指数，只需键入您的身高和体重即可。其中一个网站的网址为 http：//www.nhlbisupport.com/bmi/。

一项在比利时进行的研究显示，在女性中，体重指数（BMI）对收缩压变异的贡献率接近 28%；而在男性中，体重指数对收缩压变异的贡献率仅为 10%。来自弗明汉的数据显示，30～39 岁的肥胖女性发生高血压的几率是同龄标准体重女性的 7 倍。肥胖女性随着体重的降低血压也会随之降低。作为一种治疗方法，改善生活方式对于预防和治疗高血压都非常重要。定期进行体育锻炼、轻度控制食盐摄入、控制体重、避免酗酒等，都可轻度降低血压。如果这些措施被证实无效，那么就应该开始药物治疗，具体药物治疗详见第九章。

糖尿病：现代流行病

作为一种心血管疾病的危险因素，糖尿病对女性的危害性极大。1997 年，美国糖尿病协会发表了新的糖尿病诊断指南。通常，胰腺分泌两种激素，胰岛素和胰高血糖素，它们共同作用调节血糖，使之控制在相对较窄的范围之内。如果血糖水平过低，会引起癫痫样发作（注：应该为"抽搐"，在严重低血糖时因脑组织缺乏能量供应，会发生手足抽搐、两眼上吊，类似癫痫发作）、昏迷和死亡；而血糖水平过高（即高血糖）则会引起严重脱水、体内酸性物质蓄积、昏迷和死亡。糖尿病诊断基于对血糖的检测。禁食8小时后，您的血糖水平不应该高于110mg/dL（注：相当6.1mmol/L）。如果您的空腹血糖水平等于或高于126mg/dL（注：相当7.0 mmol/L），您就可以被确诊为糖尿病。如果您在8小时内曾进食，则您的血糖水平不应高于140mg/dL（注：相当7.8 mmol/L）。如果您的血糖水平高于200mg/dL（注：相当11.1 mmol/L；一天中任何时间，不管何时进食，只要血糖水平高于11.1 mmol/L，就是糖尿病），就可确诊您得了糖尿病。如果您的血糖值介于140mg/dL和200mg/dL之间，那么，您便是糖耐量异常，离糖尿病已经不远了。

　　如果您已经患有糖尿病或正在进展为糖尿病，也不要感到孤单。今天，美国有超过1700万人患有糖尿病。20世纪60年代美国患糖尿病的人只有200万左右，迅速进展的严重性可见一斑。糖尿病可分为两型：1型糖尿病和2型糖尿病。1型糖尿病，也称为青年糖尿病或胰岛素依赖型糖尿病，指的是人体因胰岛素缺乏所导致的血糖水平显著增高。正如它的名字所言，这种类型的糖尿病通常在儿童期发病，可由于遗传、环境或免疫等因素所致。然而，大约90%的糖尿病患者为2型糖尿病，也称为成人发病型糖尿病和非胰岛素依赖型糖尿病。这种糖尿病患者的胰岛素水平较正常人高，称为高胰岛素血症，但是机体细胞却存在对胰岛素作用的抵抗。虽然遗传因素在2型糖尿病的发生过程中起着一定作用，但生活方式的影响也非常重要。2型糖尿病常是肥胖的结果，在流行病学调查中，这种患者的人数已经达到流行的程度。在糖尿病的患病率上，男女之间没有差别，但存在着明显的种族差异。非洲裔美国人、西班牙裔美国人和美洲土著人与白种人和非西班牙裔美国人相比，患糖尿病的几率较高。

在糖尿病患者中，无论 1 型糖尿病还是 2 型糖尿病，大约高达 80％的人会死于动脉粥样硬化性疾病。在 2 型糖尿病患者中，动脉粥样硬化发病率增加是由于代谢综合征（过去称为 X 综合征）的机制在起作用。这种综合征涉及一系列的异常情况，包括高胰岛素血症、胰岛素抵抗、血脂异常、凝血功能亢进、高血糖、肥胖和高血压。

有一种情况是女性特有的，它与胰岛素抵抗和高胰岛素血症相关，即多囊卵巢综合征（PCO）。患有此病的女性表现为不孕、多毛和月经周期不规律。护士健康研究 II 发现，月经周期不规律或周期超过 40 天的女性，患 2 型糖尿病的风险为月经周期正常女性的两倍。这种危险因素独立于肥胖造成的风险，而肥胖在多囊卵巢综合征患者中也较为常见。患多囊卵巢综合征的女性常常分泌高于正常水平的雄性激素。另外，她们也有高甘油三酯血症和低高密度脂蛋白血症的倾向。一项研究显示，患有多囊卵巢综合征的女性与卵巢正常的女性相比，常患有更为广泛的心血管疾病。

女性中，糖尿病对于心血管系统的损害特别严重。在弗明汉研究的人群中，35～64 岁患糖尿病的女性充血性心力衰竭的发病率较非糖尿病人群增加 8 倍，而男性只增加 4 倍。在 65 岁以上的老年女性中，糖尿病使充血性心力衰竭的发病率增加 4 倍，但相同年龄段的男性仅增加 2 倍。弗明汉研究同时也显示，1 型糖尿病患者 55 岁前死于冠心病的可能性为 35％，而非糖尿病人群 55 岁前死于冠心病的可能性仅为 8％。无论年龄如何，女性糖尿病人群发生心肌梗死的可能性是女性非糖尿病人群的两倍，与男性糖尿病人群相同。在绝经期前，相对男性而言，女性发生冠心病的风险较低；然而，当女性患有糖尿病后，这种保护性优势将荡然无存。

糖尿病患者更易于发生弥漫性血管病变，通常影响中小血管。

发生在小动脉的病变称为微血管病变。当微血管病变发生于眼、肾脏和脚的小动脉时,可以导致失明、肾衰竭和肢体坏疽——所有这些均是广为人知、令人恐惧的糖尿病并发症。许多研究证明,在糖尿病患者中,通过严格控制血糖,可以降低微血管并发症的风险,诸如失明和肾衰竭。2003 年,发表于《新英格兰医学杂志》的一项研究证明,严格控制 2 型糖尿病的血糖水平不仅减少了微血管并发症,也降低了发生非致命性心肌梗死和中风的风险;同时也降低了需要冠状动脉搭桥术进行血管重建和截肢的风险。

当糖尿病患者发生冠状动脉狭窄时,可能并不发生心绞痛;甚至在发生急性心肌梗死时,也感觉不到胸痛。这是因为糖尿病的并发症已然累及到患者的神经系统,这就是糖尿病神经病变。糖尿病神经病变既可能引起疼痛,也可能干扰痛觉的产生。

另外一些已知的心血管疾病危险因素,也有在糖尿病患者中成簇出现的趋势。这些危险因素包括:高甘油三酯和低高密度脂蛋白胆固醇水平、肥胖、高血压、一种有特别危害的血脂异常叫做"小而密"的低密度脂蛋白胆固醇(small dense LDL)、高胰岛素血症和凝血系统的异常。令人欣慰的是,通过定期的有氧运动可以改善上述所有这些危险因素;同时,许多研究证实,有氧运动在降低心血管疾病风险方面表现出显著益处。

肥胖不只是一个时尚问题。1988 年到 1994 年间,第三次美国国家健康和营养调查(NHANES Ⅲ)进行了人口抽样调查,得出结论:年龄在 20~74 岁的人口中,大约 59% 的美国男子和 50% 的美国女子的体重指数大于或等于 25 kg/m^2;而体重指数大于等于 30 kg/m^2 的男性为 20%,女性为 25%。总体而言,抽样人口的肥胖患病率为 22.9%。到 2000 年时,美国人口肥胖的患病率增至 30.5%。

正常体重时,体重指数在 18.5~24.9 kg/m^2 之间。超重时,体重指数大于等于 25 kg/m^2;而肥胖时的体重指数为 30 kg/m^2 以上;

严重肥胖定义为体重指数大于等于 40 kg/m² （注：体重指数的计算见第 23 页第 10 行，也可查阅下页表格）。在第 28 页到第 29 页的表格中，您可以查到体重与身高对应的体重指数。从这个表中您可以看出，如果您身高为 5 英尺 4 英寸（注：1 英尺＝0.3048 米，1 英寸＝2.54 厘米，故该人身高相当于 1.63 米），您的体重应控制在 145 磅（注：1kg＝2.2 磅，145 磅＝65.9kg）以下方为正常。换言之，如果您身高 5 英尺 7 英寸（注：该人身高相当于 1.71 米），虽然您的体重可能重达 158 磅（注：158 磅相当于 71.8kg），也不至于超重（注：该人体重指数为 24.6 kg/m²，按美国标准和国际标准不超重，但是，按照中国肥胖工作组制定的标准则为超重。中国人正常体重指数为 18～23.9 kg/m²，24.0～27.9 为超重，＞28.0 为肥胖。另外，美国糖尿病联盟制定的关于"中心型肥胖"的标准将腰围定为必备条件。欧洲裔人种定义为：男性≥94cm，女性≥80cm；华裔人种定义为：男性≥90cm，女性≥80cm）。2001 年，《Surgeon General》报告，在美国，60％的成年人和 13％的少年体重超重或肥胖。研究发现，成年人和儿童的肥胖与静坐不动的生活方式密切相关，他（她）们在电视与电脑屏幕前消耗了大量的时间，并大量食用快餐，而快餐中富含大量高热量的油脂。

所有的肥胖都不尽相同。男性与女性脂肪蓄积的部位不同。男性常把脂肪储存于腹部，称为中心型肥胖；女性倾向于把脂肪储存于臀部与大腿等部位。我们把大腹便便的男子与丰乳肥臀的女子做一下对比，便可想而知。中心型肥胖的指标可用腰围与臀围的比值来表示。腰围与臀围的比值增高更多见于男性。如果女性出现腰围与臀围的比值增高，与单纯体重指数增高相比，其患心血管疾病的风险会更高。腰围与臀围比值大于 0.8，已证明可以增加女性患冠心病的风险。中心型肥胖与代谢综合征及其相伴随的一系列心血管危险因素紧密相关。

体重指数表

	正常						超重					肥胖									严重肥胖															
BMI	19	20	21	22	23	24	25	26	27	28	29	30	31	32	33	34	35	36	37	38	39	40	41	42	43	44	45	46	47	48	49	50	51	52	53	54
身高（英寸）																	体重（磅）																			
58	91	96	100	105	110	115	119	124	129	134	138	143	148	153	158	162	167	172	177	181	186	191	196	201	205	210	215	220	224	229	234	239	244	248	253	258
59	94	99	104	109	114	119	124	128	133	138	143	148	153	158	163	168	173	178	183	188	193	198	203	208	212	217	222	227	232	237	242	247	252	257	262	267
60	97	102	107	112	118	123	128	133	138	143	148	153	158	163	168	174	179	184	189	194	199	204	209	215	220	225	230	235	240	245	250	255	261	266	271	276
61	100	106	111	116	122	127	132	137	143	148	153	158	164	169	174	180	185	190	195	201	206	211	217	222	227	232	238	243	248	254	259	264	269	275	280	285
62	104	109	115	120	126	131	136	142	147	153	158	164	169	175	180	186	191	196	202	207	213	218	224	229	235	240	246	251	256	262	267	273	278	284	289	295
63	107	113	118	124	130	135	141	146	152	158	163	169	175	180	186	191	197	203	208	214	220	225	231	237	242	248	254	259	265	270	278	282	287	293	299	304
64	110	116	122	128	134	140	145	151	157	163	169	174	180	186	192	197	204	209	215	221	227	232	238	244	250	256	262	267	273	279	285	291	296	302	308	314
65	114	120	126	132	138	144	150	156	162	168	174	180	186	192	198	204	210	216	222	228	234	240	246	252	258	264	270	276	282	288	294	300	306	312	318	324

66	118	124	130	136	142	148	155	161	167	173	179	186	192	198	204	210	216	223	229	235	241	247	253	260	266	272	278	284	291	297	303	309	315	322	328	334
67	121	127	134	140	146	153	159	166	172	178	185	191	198	204	211	217	223	230	236	242	249	255	261	268	274	280	287	293	299	306	312	319	325	331	338	344
68	125	131	138	144	151	158	164	171	177	184	190	197	203	210	216	223	230	236	243	249	256	262	269	276	282	289	295	302	308	315	322	328	335	341	348	354
69	128	135	142	149	155	162	169	176	182	189	196	203	209	216	223	230	236	243	250	257	263	270	277	284	291	297	304	311	318	324	331	338	345	351	358	365
70	132	139	146	153	160	167	174	181	188	195	202	209	216	222	229	236	243	250	257	264	271	278	285	292	299	306	313	320	327	334	341	348	355	362	369	376
71	136	143	150	157	165	172	179	186	193	200	208	215	222	229	236	243	250	257	265	272	279	286	293	301	308	315	322	329	338	343	351	358	365	372	379	386
72	140	147	154	162	169	177	184	191	199	206	213	221	228	235	242	250	258	265	272	279	287	294	302	309	316	324	331	338	346	353	361	368	375	383	390	397
73	144	151	159	166	174	182	189	197	204	212	219	227	235	242	250	257	265	272	280	288	295	302	310	318	325	333	340	348	355	363	371	378	386	393	401	408
74	148	155	163	171	179	186	194	202	210	218	225	233	241	249	256	264	272	280	287	295	303	311	319	326	334	342	350	358	365	373	381	389	396	404	412	420
75	152	160	168	176	184	192	200	208	216	224	232	240	248	256	264	272	279	287	295	303	311	319	327	335	343	351	359	367	375	383	391	399	407	415	423	431
76	156	164	172	180	189	197	205	213	221	230	238	246	254	263	271	279	287	295	304	312	320	328	336	344	353	361	369	377	385	394	402	410	418	426	435	443

Source: Adapted from Clinical Guidelines on the Identification, Evaluation, and Treatment of Overweight and Obesity in Adults: The Evidence Report

1英寸 = 0.0254米　1磅 = 0.453592公斤

多项研究已经证明了肥胖与心血管疾病之间的联系。护士健康研究发现，与体重指数在 21 kg/m² 以下的消瘦型女性相比，体重指数在 29 kg/m² 以上的肥

在女性中，中心型肥胖与吸烟、体重增减周期和体力活动过少有关

胖型女性患冠心病的风险高出 3 倍。即使轻度超重，即体重指数在 25～28.5 kg/m² 之间的女性，其患冠心病的风险也几乎是消瘦型女性的两倍。同样，弗明汉研究已经有确凿的证据显示，肥胖是发生心血管疾病的独立危险因素。也有多项其他研究显示，在女性中，中心型肥胖与吸烟、体重增减的周期性呈正相关，而与体育活动呈负相关。

2001 年，一篇来自《Surgeon General》杂志的报告宣称，每年有大约 30 万人的死亡与超重或肥胖相关，这些导致死亡的疾病是由超重或肥胖所引发或加重的。高血压是肥胖最常见的并发症；一个人的体重越重，他或她患高血压的可能性就越大。肥胖的流行也急剧加重了 2 型糖尿病流行的趋势。高胆固醇血症也常见于超重或肥胖的人群。无论男性或女性，如体重指数超过 25 kg/m²，其患高胆固醇血症的机会将是正常体重者的两倍。不仅如此，对于超重者而言，患胆囊疾患和损耗性疾病（注：如退行性骨关节病）或骨性关节炎的几率也大幅度增加。

超重和肥胖的流行存在种族、社会经济和民族差异。二者在低收入和低教育人群中更为常见。在女性中，肥胖更常见于非洲裔美国人、西班牙裔美国人和美国土著人。Bogalusa 心脏研究发现，与白人女性相比，过度肥胖大约早在非洲裔美国女性 9 岁时就已开始，并且随着时间推移而加重。以体重指数为标准，如果将大于等于 27.3 kg/m² 定义为超重，将大于等于 32.3 kg/m² 定义为严重超重，则研究发现，年龄在 28～32 岁之间，超重和严重超重的非洲裔美国女性分别为 45.9% 和 22.4%，而与之相对应，白人妇女中

超重和严重超重的比例分别为18.0%和8.2%。在体重上存在如此显著的差异，学术界认为，它是造成非洲裔美国女性高血压、糖尿病和心血管疾病的发病率显著高于相应的美国白人女性的罪魁祸首。事实上，每年死于心血管疾病的非洲裔女性为147/10万，而白人女性为88/10万，西班牙裔女性则更低，仅为63/10万。

超重和肥胖的发生率随着年龄增长而增加。当我们变老时，新陈代谢率会逐渐缓慢下来，我们需要的热量也要减少。因此，即使我们不增加食量，也会增加体重。

在紧张繁忙的日程中安排体育锻炼需要自制力和时间，但是其回报是难以估量的

健康的生活方式便是运动。在25～55岁之间，平均每个美国人会增重30磅（注：相当于13.6kg），而在这个相同的时间跨度内，平均每个人的肌肉重量则会减少15磅（注：相当于6.8kg）。这样，脂肪含量净增45磅（注：相当于20.5kg）！造成这种结果的大部分原因就是缺乏体育锻炼。我告诉我的病人们，如果我能够做到在紧张的日程中适当安排定期定时的体育锻炼，那么任何人都可以做到，实际上，我就是这样做的。虽然这样做需要自我约束，并安排时间，但是回报却是难以估量的。

现在，我们谈一谈体育锻炼。在美国女性中，静坐不动的生活方式是最常见的心血管疾病的危险因素。1995年，美国疾病预防与控制中心和美国运动医学学院建议，成年人应该每周从事中等程度运动至少5次，每次至少30分钟。尽管有此建议，有关业余时间的许多研究显示，每4个美国妇女中，大约仅有一人遵从了此建议。不积极参加体育锻炼的人数随年龄增长而增加，年龄超过65岁的老年女性中，大约1/2根本就不参加体育锻炼。在参加体育锻炼的态度上，也存在明显的种族、民族和社会经济差异。与西班牙裔和非洲裔女性相比，白人、非西班牙裔女性可能更多参加体育锻炼。相对于那些没接受过高等教育者和低收入者，教育程度较高和收入较高的女性参加体育锻炼的可能性也较高。

研究证实，定期的有氧运动可以降低血压、改善血脂状况、降低血糖和减少胰岛素抵抗。事实上，定期、规律的体育运动可以改善胰岛素敏感性，这种改善作用可能独立于减轻体重的作用之外。体育运动也会对凝血系统产生有利影响。定期、规律的体育锻炼会使身体产生血栓的几率变小；如果体内产生了血栓，体育锻炼将有助于增强身体溶解血栓的能力。男性与女性之间，体育锻炼对凝血系统的作用可能不同，但仅是获益多少而已。与男性相比，体育运动强度相似时，女性在高密度脂蛋白胆固醇增加和体重下降方面要逊于男性。

> **定期的有氧运动可以降低血压、降低血糖、改善血脂状况，并减少胰岛素抵抗**

遗憾的是，在探讨体育锻炼与冠心病关系的许多研究中，女性所占的比例都较小，因此，在女性中不能很好地反映出两者之间的关系。在1950—1995年这45年间，这样的研究共有43项，其中只有7项纳入了女性，仅有6项研究分析了有关女性的数据。结果显示，女性积极参加体育运动者患冠心病的风险较低，仅是那些不积极参加体育活动女性的60%～75%。

1989年《美国医学会杂志》（JAMA）发表的一篇前瞻性研究报道，体育运动对于心血管系统具有最为突出的益处。该研究共纳入3120名妇女，随访长达8年。她们的运动耐量用运动平板试验来评估。结果令人震惊：运动耐量最大的女性，其年龄矫正后的死亡率仅为每万人年0.8；而运动耐量最小的女性死亡率则高达每万人年7.4。简言之，因为年龄大的女性其死亡率自然高于年轻的女性，所以，该研究的研究者们将年龄因素也考虑在内，只比较相同年龄组女性的"粗"死亡率。每个年龄组的死亡率乘以该年龄组在总研究人群中所占的百分比，乘积的总和即为经年龄矫正后的死亡率。死亡率以"人年"来表示，是既定人群（这个研究中为10,000人）在既定年数里（在这项研究中为1年）的死亡数。这样，一个体格健壮的女性，一年之内死于心血管疾患的可能性小于万分之一；而在那些体格较弱的女性，一年之内死于心血管疾患的几率超过万分之七，两者相差 7 倍以上。

稍后的一项研究显示，高运动量的女性与静坐不动的女性相比，中风的发病率降低，这是独立于其他危险因素而存在的。1999 年发表于《护士健康研究》的结果揭示，心血管疾病危险性的降低与个体运动强度有着直接联系。快步走与更剧烈的运动同样有效。静坐不动的女性如果在晚年开始锻炼，所获收益也与经常积极参加运动的女性相似。

快步走与更剧烈的运动同样有益

运动带来的收益不仅仅局限于心血管系统。2003 年，一篇发表于《美国医学会杂志》（JAMA）的研究报道，年龄在 18～50 岁的女性中，从事定期、规律性的重体力活动者，其乳腺癌的发病率也较其他静坐不动的女性人群降低。经常从事规律性体育锻炼的女性在更年期所要经历的潮热现象也较静坐不动的女性低。瑞典的一项研究显示，积极参加体育锻炼的女性更年期发生严重潮热的机会大约为 5％，而很少参加体育锻炼或不参加体育锻炼者，15％的人在更年期会发生严重潮热。体育锻炼也会降低骨质疏松的风险。

生活中很少有信誓担保的事情，但是我告诉我的病人，我敢保证，如果他们定期、规律地参加体育锻炼，他们会感觉良好。这与体育锻炼使体内 β-内啡肽类物质的生成增多有关。这些吗啡样物质是由脑生成的。它们是我们自身产生的"兴奋剂"，于 20 世纪 70 年代中期被发现，此后即被广泛研究。体育锻炼和美妙的冥想都会使体内的脑啡肽水平增加。一项非常有趣的有关脑啡肽的研究发现，蹦极可以使体内脑啡肽水平增加 200％，这与蹦极后的欣快感密切相关，但是我不建议您出去蹦极以体验欣快感。研究显示，脑啡肽可以降低血压、抑制痛感和降低食欲。只需 15 分钟中等程度的体育运动，脑啡肽在体内的水平就会显著上升。

我告诉病人，我敢保证，如果他们定期参加体育运动，他们会感觉良好

研究表明，与那些不积极参加体育锻炼的人相比，经常参加体育锻炼的人发生抑郁症的机会也会显著降低；而且临床实验证明，

第三章　危险因素有哪些，为什么我们应该关注它们？

定期、规律的体育锻炼对于治疗抑郁症有一定的效果。

在这里，我们要谈一谈精神压力（紧张）的问题，不仅在生活中保持一定的精神压力非常重要，如何应对精神压力也同样重要。已经证明精神压力能增加脉搏和血压。单纯精神压力一项就已被证实能增强冠状动脉收缩，在冠状动脉存在粥样硬化斑块的情况下尤甚。当人体感到压力时，激素诸如肾上腺素的释放会促使机体形成血栓。正如我们所知，血栓形成是大多数心肌梗死形成的潜在机制。我们在应对生活中的无数压力时，如果采用暴食、吸烟、过量饮酒，甚至应用违禁药品的方式，我们的身体就不会健康。如果此时将定期、有规律的有氧运动和/或美妙的冥想纳入到我们日常生活中来，那么我们会变得日益健康和幸福。

如果您是一位年龄大于 50 岁的女性或年龄大于 40 岁的男性，并且已经很长时间懒于运动了，特别是您还有另外一些冠心病危险因素，您就应该在开始体育锻炼之前，将上述具体情况告知您的医生。您的医生可能会建议您在开始体育运动项目之前，先做一个正式的运动负荷试验，这样就可以明确您是否可以安全地从事体育锻炼了。

同型半胱氨酸是一种氨基酸。氨基酸是组成蛋白质的基本要素。有一种非常罕见的家族性遗传性疾病叫做高同型半胱氨酸血症，表现为血浆同型半胱氨酸水平严重增高，并且早发心血管疾病的发病率极高。

并非所有的研究都认为高同型半胱氨酸血症与心血管疾病之间存在联系。社区动脉粥样硬化危险因素研究发现，同型半胱氨酸水平升高对女性而言是一个危险因素，而对于男性则不是危险因素；但是，并不认为高同型半胱氨酸血症是一个独立的危险因素。目前，美国心脏协会和美国心脏学院都未建议在人群中筛查高同型半胱氨酸血症。

叶酸，也称为叶酸酯，是一种能降低同型半胱氨酸的维生素。在美国，自从1992年以来，叶酸就开始被加入到面粉和谷物产品中，这使得整个人群的同型半胱氨酸水平下降了约10个百分点。每日摄入叶酸400毫克可能使同型半胱氨酸水平下降约25%。维生素B_6和B_{12}也可以降低同型半胱氨酸水平。饮食中的叶酸来源包括添加了叶酸的面包和谷类、柑橘属水果、豆类和番茄，维生素B_6来源包括肉类、家禽、鱼类、蔬菜、水果和谷物，维生素B_{12}来源包括乳类制品、肉类、鱼类和家禽。

假如我们的血液不能形成血凝块，在皮肤第一次被划伤后，我们就会因流血不止而死亡。血凝块的医学术语叫做血栓，当血凝块在一个错误的地点或错误的时间形成时，就叫做血栓形成。可以移动的血栓称为栓子，有时医生也应用"血栓栓子"或"血栓栓塞"一词。当血凝块在静脉形成并且发炎时，被称为血栓性静脉炎。如果血凝块只是在静脉形成，但并未引起静脉炎症，则叫做静脉血栓形成。当血栓脱落并被输送到肺动脉时，叫做肺动脉栓塞，或简称肺栓塞。

当血栓形成时，一系列的瀑布反应式事件（即级联反应）随之发生。这是一个极其复杂的过程，涉及血管壁、血浆蛋白和血小板，后者是血液中与血液凝固相关的微小颗粒。在某些特定的条件下，异常的血液凝固现象很容易发生，这些状态被称为"高凝血状态"（内科医生很喜欢用这些广义的词汇）。它们见于那些手术后长期卧床的患者，以及患有癌症、充血性心力衰竭或动脉粥样硬化性血管疾病的患者，或孕妇。另外，有些药物也可增加凝血的可能性，同时部分家族性疾病也会导致高凝血状态。

机体也有一种生理机制可以溶解血凝块，称之为血栓溶解。现在有些药物可以促进血栓溶解，称之为溶栓剂，有时也叫做"血栓爆破剂"(clot-busters)。

纤维蛋白原是一种血浆蛋白，是血栓形成的必需物质，参与血栓形成的最后一个步骤。纤维蛋白原水平随着年龄而增加，吸烟和急性炎症也导致它的水平上升。纤维蛋白原水平过高与肥胖、糖尿病和低密度脂蛋白胆固醇水平增高呈正相关，与高密度脂蛋白胆固醇水平和体育锻炼呈负相关。与女性激素替代疗法一样，一类称为纤维酸衍生物（注：贝特类药）的药物也可以降低纤维蛋白原的水平。

至少有三个基于人群的研究，其中包括弗明汉研究，确认纤维蛋白原是心血管疾病的一种独立危险因素。几个研究的汇总数据提示，高纤维蛋白原的人群患心血管疾病的风险是低纤维蛋白原人群的两倍。与胆固醇类似，纤维蛋白原水平主要由基因决定。纤维蛋白原水平的变异非常大，这也限制了它在人群中进行筛查的可行性。没有证据显示降低纤维蛋白原可以使心血管疾病的危险性降低。虽然一个旨在通过应用纤维酸衍生物苯扎贝特降低纤维蛋白原的研究发现，苯扎贝特将治疗组的纤维蛋白原降低了9%，但未观察到冠心病患者心血管病的危险性降低。

脂蛋白（a），即 LP（a）

脂蛋白（a）于1963年被首次发现。它是一种脂蛋白，是由低密度脂蛋白胆固醇连接另一种分子组成的。这种分子与纤溶酶原的结构相似，而纤溶酶原参与机体血栓溶解作用。现在，对于脂蛋白（a）是否是一种心血管疾病的独立危险因素尚有争议。一些研究显示，脂蛋白（a）与心血管疾病之间存在联系；而另外一些研究则否定了两者之间的相关性。弗明汉研究观察了3103名无心血管疾病的女性人群的脂蛋白（a）水平，平均随访12年。研究者最后得出结论：在女性中，血浆脂蛋白（a）是心肌梗死与脑卒中的独立预测因素。然而，随后关于女性脂蛋白（a）的研究并没有显示出这二者之间存在联系。雌激素和一种叫做烟酸的药物可以降低血浆脂蛋白（a）的水平。虽然关于血浆脂蛋白（a）与心血管疾患之间关系的判定仍在进行中，但是许多研究显示，降低低密度脂蛋白胆固醇的同时也降低了脂蛋白（a）的水平，因此也降低了与之相关的危害。

无论组织何时损伤，机体都会产生炎症反应。这是机体对损伤的防御性反应，通过它来修复受伤的机体。炎症反应的关键征象便是疼痛、水肿、发热、发红和功能障碍。这也就是说，器官或机体局部不能够按正常的规律进行工作，正如一个患关节炎的关节不能正常弯曲，或肌肉发炎时不能像正常那样举起重物。炎症反应需要多种蛋白质和白细胞的参与，其中某些蛋白质会被释放入血，可以作为炎症反应的标记物被检测出来。我们已经开始意识到动脉粥样硬化也是一种炎症反应。即使在其发生的早期，即脂质条纹阶段，一种被称为巨噬细胞的白细胞就起了作用。氧化的低密度脂蛋白胆固醇被认为是一种损伤因子，引起血管壁的炎症反应。一般认为，有炎症表现的斑块更容易发生破裂，导致急性心肌梗死。

多种炎症标志物中，主要包括C反应蛋白、白介素和肿瘤坏死因子。在这三种炎症因子中，经实验证明，C反应蛋白检测起来最为简便和经济。研究显示，如将人群的C反应蛋白水平从高到低分为四个象限（即四个亚组），那么C反应蛋白水平居于最高象限（最高水平）的人群发生心血管事件的几率是那些C反应蛋白居于最低象限（最低水平）人群的3～4倍。由C反应蛋白过高所引发的心血管疾病的风险是独立于其他危险因素的，然而这类数据大部分来自于男性。随后的《女性健康研究》（Women's Health Study）共纳入了28,000多名女性，研究开始之前她们都无心血管疾病。该研究显示，C反应蛋白是炎症标记物中最强的预测因子，在预测未来心血管事件方面甚至超过低密度脂蛋白胆固醇升高和高密度脂蛋白胆固醇降低；而低密度脂蛋白胆固醇最高象限（最高水平）女性患心血管疾病的相对危险度，是低密度脂蛋白胆固醇最低象限（最低水平）女性的4.4倍左右。研究者们得出结论，将C反应蛋白测量纳入到心血管疾病筛查项目中，会改善对未来可能发生心血管事件的高危女性的识别。应该引起注意的是,既然C反应蛋白水平在机体存在损伤或感染时显著增高,那么,对C反应蛋白的测定应在急性病发生后2~3周进行。事实上,目前的建议是,C反应蛋白应该测定两次,间隔几个星期,并且取其平均值,以判定C反应蛋白水平所表示的危险程度。

某些细菌和病毒会引起慢性感染,从而引起慢性炎症反应。研究者们通过显微镜观察动脉粥样硬化斑块,找到了几种细菌和病毒颗粒。衣原体便是在斑块中发现的一类细菌,但是单单如此并不是细菌引起感染的充分证据,它们也许只是无辜的旁观者。前瞻性研究并没有发现事先暴露于衣原体或其他细菌和病毒与增加心血管事件的危险性之间存在什么相关性。从这一点而言,现在仍不清楚感染是否在引发动脉粥样硬化中起一定作用。

在这一章我们回顾了心血管疾病的危险因素。其中,有几种危险因素是可以纠正的,例如吸烟、超重;而另外一些是我们无能为力的,例如年龄、性别和基因组成。但是,最重要的危险因素也许就是"无知"。正如心脏病学家Pamela Douglas在其所著的《心血管医学》一书中所云:"也许对女性而言,最重要的危险因素就是'错觉',认为冠心病不是一种女性疾患——也就是说,相对于男性而言,女性患冠心病更轻微,也不太重要。"掌握我们面临的心血管疾病的危险和危险因素的知识之后,我们就能采取必要的步骤来保持我们心血管的健康。

> 在所有危险因素当中,最重要的危险因素可能就是"无知"

(关晶 刘超 译)

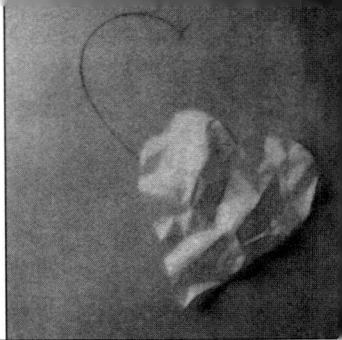

第四章

心中有数：预防心血管疾病尽在掌握之中

　　科学家将我们人类自身这一种属命名为"智人"，这一词汇来自于拉丁文，意为"有智慧的人"。我建议应用一个新词"Femina frenetica"表示对现代美国女性的尊敬。如果您跟我们大多数人一样，像旋转的陀螺一样终日忙碌于工作、家人、家庭和社区服务之间，那么也许您将周围所有人都照顾得很好，但却忽视了最重要的一个人：您自己。过劳死并不会使任何人受益。如果您正在读这本书，您就该反问自己，是不是到了应该采取一些预防措施的时候，以便维护一下您片刻不能离开的这"一部车"——您自己的身体。我总是惊诧地发现，许多

> 如果您正在读这本书，您或许反问自己，是否应该采取一些预防措施，以维护自己的身体健康

患者对汽车的关注远远超过对自身的关注。他们从来没有错过一次更换机油和对汽车进行检修的时间。唉！您可以卖掉自己的汽车，再买一辆新车，但您永远不可能重新买回自己健康的身体。在这一章，我们将探讨一些重要的数字，它们将有助于您保持一颗健康的心脏。

　　在2001年5月，美国国家关于成人高胆固醇血症的判定、评

估和治疗专家小组发表了国家胆固醇教育项目（NCEP）第三次报告的执行简要。这个由杰出科学家们组成的专家小组指出，进行危险评估是控制心血管疾病危险的第一步。那么，如何评估您的危险程度呢？

专家小组将低密度脂蛋白胆固醇定为首要的治疗目标。请记住，低密度脂蛋白胆固醇是一种"坏"的胆固醇。不过，您的低密度脂蛋白胆固醇的理想水平是依据您有多少危险因素而定的。危险因素越多，您患动脉粥样硬化的危险性也越高。专家小组认定了五个危险因素，它们的多寡决定了您的危险程度。您有几个和何种危险因素就决定着您的低密度脂蛋白胆固醇应该达到何种靶目标水平。我们将几种重要的、决定您低密度脂蛋白胆固醇靶目标水平的危险因素列于下表。

影响低密度脂蛋白胆固醇靶目标水平的危险因素：
- 吸烟
- 高血压：血压大于等于140/90mmHg或需要应用抗高血压药物
- 高密度脂蛋白胆固醇水平低：低于40mg/dL（注：相当于1.04mmol/L）
- 早发冠心病家族史：在一级亲缘关系的男性中有在55岁前发生冠心病者，或在女性一级亲缘关系中有在65岁前发生冠心病者
- 年龄：男性大于等于45岁，女性大于等于55岁

其他许多因素也以不同方式影响您发生冠心病的可能性。例如，糖尿病被认为是冠心病的等危症，这意味着如果您患有糖尿病，您未来发生心脏事件的几率与那些已确诊患有冠心病的患者一样多。这些人未来10年内发生冠心病或再次发生心脏事件的发病几率超过20%。高密度脂蛋白胆固醇水平60mg/dL（注：相当于1.56mmol/L）或以上是冠心病的"负性"危险因素，也就是保护性因素，它可使您的危险因素从总数中减去一项。基于您的冠心病危险因素数量，下表列出了低密度脂蛋白胆固醇的靶目标水平。请记

住，糖尿病是冠心病的等危症，学术界认为它等同于冠心病。

危险类别	低密度脂蛋白胆固醇的目标值
诊断为冠心病或患有冠心病的等危症，如糖尿病	<100mg/dL（2.6mmol/L）
2个或2个以上危险因素	<130mg/dL（3.4mmol/L）
0~1个危险因素	<160mg/dL（4.1mmol/L）

下面几个例子用以说明危险因素是如何影响低密度脂蛋白胆固醇靶目标水平的。

Mary是我的一位女病人，52岁。她父亲在44岁时死于心肌梗死。Mary的高密度脂蛋白胆固醇水平为45mg/dL（1.16mmol/L），而她的低密度脂蛋白胆固醇水平为170mg/dL（4.23 mmol/L）；她既不吸烟，也没有高血压。这样，Mary有两个冠心病危险因素，所以她的低密度脂蛋白胆固醇的靶目标水平应小于130mg/dL（3.4mmol/L）。另一事例，Leslie已患有糖尿病10年。她年仅40岁，除此以外，无其他冠心病危险因素。她的低密度脂蛋白胆固醇水平目前为120mg/dL（3.1mmol/L），但是因为她患有糖尿病，为冠心病的等危症，所以她的低密度脂蛋白胆固醇靶目标值应小于100mg/dL（2.6mmol/L）。这两位患者都需要应用他汀类药物，以达到她们的低密度脂蛋白胆固醇靶目标值。

您可以仔细数一下您的冠心病危险因素数目，并决定您的低密度脂蛋白胆固醇靶目标值应该是多少。如果您的低密度脂蛋白胆固醇水平高于靶目标值，您该怎么办？第一步就是先纠正您的饮食习惯，限制饱和脂肪和胆固醇的摄入量。

如果您不喜欢这种饮食方式，则没有任何饮食控制疗法行之有效。

第四章 心中有数：预防心血管疾病尽在掌握之中

下面我要谈到关于极端饮食控制问题，例如 Dean Ornish 博士建议采用极端低脂饮食。我从未向我的患者宣讲那些我自己没有实践过的东西，而且连我自己也不能坚持如此严格地控制饮食中

> 如果您不喜欢这种饮食方式，则没有任何饮食疗法行之有效

的脂肪含量，一刻也不能！除此之外，饮食中脂肪含量过低对我们未必是好事。在过去的 20 年中，美国人的饮食中脂肪的含量已经大为降低，但超重和肥胖的人却与日俱增。关于"饮食战争"，有一篇优秀的评论文章，请您阅读 Gary Taubes 在 2002 年 7 月 7 日发表于《星期日纽约时报》上的文章《如果脂肪不是用来构建您的脂肪，怎么办？》。真正的问题是美国人日常饮食中含有太多的饱和脂肪（诸如动物脂肪、可可脂、棕榈油），以及太多的单纯碳水化合物，而不是足量的营养类脂肪（在植物和鱼类中存在的脂肪）。

国家胆固醇教育项目建议那些血脂不达标的人应采用治疗性生活方式改良（TLC）膳食，即采用有益健康的饮食。这种饮食建议限制摄入反式脂肪酸（见于人造奶油和商店中购买的糕点），因为它们升高低密度脂蛋白胆固醇水平。另外，建议饮食中碳水化合物应该主要来自全谷物、水果和蔬菜。治疗性生活方式改良膳食的整个营养构成见下表。

治疗性生活方式改良膳食的营养构成	
营养成分	建议的摄入量
饱和脂肪	小于总热量的 7%
多不饱和脂肪	最多到总热量的 10%
单不饱和脂肪	最多到总热量的 20%
脂肪总量	总热量的 25%～35%
碳水化合物	总热量的 50%～60%
纤维素	20～30 克/天
蛋白质	大约总热量的 15%
胆固醇	小于 200 毫克/天

虽然这个表有助于设置饮食参数,但当我们选择食物时并不特别实用。我向您推荐一种经过时间检验并广受赞誉的食谱。那就是地中海食谱,简单、可口,有助于健康。如果您想具体了解这种食谱的好处,我建议您阅读由 Kevin Vigilante 医生和 Mary Flynn 博士合著的《低脂饮食是谎言,高脂饮食是欺骗——谈世界上最健康的饮食》一书。正如书中所言,早在 20 世纪 50 年代,Ancel Keys 博士的研究就已发现,生活在希腊 Crete 和 Corfu 岛上的居民,虽然他们实际饮食含有 40% 的脂肪,但是人群中癌症和心脏病的死亡率最低。关键是他们摄入的脂肪几乎全由橄榄油构成。该书援引 Keys 博士一位助手的话来形容 Crete 岛居民的典型饮食:"橄榄、谷物、豆类、野生绿色蔬菜、草药、水果,以及一定量的山羊肉、牛奶、野味和鱼类作为 Crete 岛居民的基本饮食,自古至今已经延续了 40 个世纪。……橄榄和橄榄油是能量的主要来源。……食物看起来简直像在油中自由地'游泳'。"

我并不是建议您选择肉类时一定要有山羊肉和野味。我是说您应该有节制地食用肉类,每次食用三盎司重(注:盎司即英两,常衡=1/16 磅=28.3495 克;药衡=1/12 磅=31.103 克)的一块肉(不超过您的手掌大小),一星期不要超过一至两次。您应该食用富含"油脂"的鱼类,像鲑鱼、鳟鱼、沙丁鱼或青鱼,至少一周两次。大量食用这些富含鱼油的鱼类与心脏猝死发生率降低密切相关。对于那些不能食用鱼类的冠心病患者,美国心脏协会最近出版的指南建议应用鱼油补充剂。美国心脏协会建议人们应每日服用鱼油,每次 1 克,一日三次。

您的饮食中也应该包括每天至少五餐水果和蔬菜。各种风干、冻制和罐装的蔬菜所含的营养成分与新鲜蔬菜大致相仿。多食用整粒的谷物,少食用精加工过的面粉。多食糙米,少食精米。

> 偶尔,您可以"奖励"一下自己,吃两块黑色巧克力

多以坚果和水果为零食。奶制品尽量限于食用脱脂乳或1%的牛奶。偶尔,您可以"奖励"一下自己,吃两块黑色巧克力。现在研究证实,虽然巧克力含有饱和脂肪,但它也含有不饱和脂肪(可以升高高密度脂蛋白胆固醇,或称为"好"的胆固醇)和黄酮类物质,后者不仅可以降低低密度脂蛋白胆固醇,还具有抗癌功能。

另外一种主要的血脂为甘油三酯,如果您的甘油三酯水平较高,地中海饮食也同样有效。正常的甘油三酯水平上限为150mg/dL(注:相当于1.7mmol/L)。甘油三酯在150mg/dL至190mg/dL(注:相当于2.2mmol/L)之间为临界高值水平,如果高于200mg/dL(注:相当于2.3mmol/L)即为高甘油三酯血症。地中海饮食中没有太多的碳水化合物,而食用过多的碳水化合物会引起甘油三酯水平增高。如果您体重超重,减肥则是您降低甘油三酯水平的关键。因此,您需要限制热量的摄入,增加体育锻炼,以达到减肥的目的。

然而,热量摄入的多少并非我们惟一应该考虑的事情。根据所需热量,如何对我们的主要食物进行合理搭配,也是保持健康饮食的重要部分。

纵观人类的发展史,大部分时间里,饮食中的主要能量来源于碳水化合物。碳水化合物由碳、氢和氧组成。淀粉和糖都是碳水化合物。简单的糖类,也称为单糖,是由六个碳分子连接六个氧分子和十二个氢分子(注:原文为"molecule",即译为"分子",正确的用词应该为"atom",即"原子")所构成。葡萄糖是典型的单糖,它是大脑的基本"食物",它在血浆中的水平受到严格控制。双糖也称为二糖。乳糖是一种发现于奶类和乳制品中的双糖。许多成年人不能耐受乳糖,这意味着他们的肠道不能消化乳糖。

多糖是复杂的碳水化合物,由许多长链单糖组成。多糖分为淀粉和非淀粉。非淀粉类的碳水化合物是食物纤维的主要组成成分。食物纤维可以是可溶性的或不溶性的。不溶性的纤维是不能被消化的，但它们对缓解便秘有益。另一方面，可溶性纤维能降低血浆总胆固醇和低密度脂蛋白胆固醇的水平。水果、蔬菜、麦片粥、大麦和小扁豆是可溶性纤维的很好来源。

富含淀粉的食物包括土豆、小麦、大米和豆类。淀粉被消化后，会裂解为单糖，然后以单糖的形式被吸收入血。某些淀粉类的食物消化较快，这些食物包括大多数早餐中的谷类、面包和烹调过的土豆。此类食物被叫做高糖指数食物，它们会在短时间内引起血糖水平急剧升高。因此，糖尿病患者应限制食用此类食物。另一方面，包含消化缓慢的淀粉，或含有大量非水溶性的纤维或脂肪的食物，是具有低糖指数的食物。碳水化合物每克能产生 4 卡热量，每 28 克为 1 盎司，所以 1 盎司碳水化合物能产生 112 卡热量。

蛋白质是一种由氨基酸构成的复杂分子。它们是机体细胞的基本组成物质。所有的氨基酸都包含氮元素、碳元素、氢元素和氧元素。一些氨基酸还含有硫元素。合成人体中的蛋白质大约需要 20 种不同的氨基酸，这些蛋白质含有 50 至几千个氨基酸不等。肝脏可以合成某些氨基酸，但是不能合成我们机体需要的全部氨基酸。那些肝脏不能合成的氨基酸叫做必需氨基酸。健康的食谱中应含有必需氨基酸。如果一种蛋白质中含有所有必需氨基酸，则这种蛋白质被称之为完全蛋白质；如果某一蛋白质缺少其中一种或多种必需氨基酸，则被称之为不完全蛋白质。食物中的蛋白质来源于植物与动物。总的来说，动物蛋白质比植物蛋白质能提供更多的必需氨基酸。严格不食荤腥的素食主义者，应该食用不同种类的植物蛋白质，这样才能确保他们摄入所有的必需氨基酸。与碳水化合物相似，1 克蛋白质也能产生 4 卡热量。美国国家胆固醇教育项目建议蛋白质的摄入量应占到人体所需总热量的 15%。

脂肪，也称脂质，是机体储存能量的方式。当我们吸收的能量大于消耗，多余的能量便以脂类或脂肪组织的形式储存于体内。脂肪组织除了作为能量储藏外，还可以作为保温层帮助身体维持恒定的体温。

饮食中的脂肪对于维护心脏健康非常重要，包括饱和脂肪、单不饱和脂肪和多不饱和脂肪。这些分类是基于不同脂肪的化学结构而言的。最简单的解释是，饱和脂肪在室温下凝固，而单不饱和脂肪和多不饱和脂肪在室温下是液态的。饱和脂肪主要来源于动物产品；两个主要的例外是棕榈油与椰子油，它们富含饱和脂肪。

单不饱和脂肪见于鱼类和许多植物。橄榄油和芥花籽油即是这种单不饱和脂肪最好的来源。单不饱和脂肪事实上可以升高"好"的胆固醇，即高密度脂蛋白胆固醇的水平。假如饮食中过于严格地限制脂类的摄入，实际上会降低高密度脂蛋白胆固醇水平。事实上，所有的脂类都能升高高密度脂蛋白胆固醇水平，其中以饱和脂肪作用最强，但是它也升高低密度脂蛋白胆固醇的水平。所以，在有益于心脏健康的饮食中，应该限制饱和脂肪的摄入。

多不饱和脂肪主要见于植物，例如玉米油和红花油。当人们食用富含多不饱和脂肪的食物时，可以降低机体的低密度脂蛋白胆固醇水平。多不饱和脂肪中含有 ω-6 和 ω-3 脂肪酸。它们被称为人体必需脂肪酸，因为它们是生命生长过程不可缺少的。遗憾的是，机体自身不能产生这些必需脂肪酸，而必须从外界摄入。ω-6 脂肪酸被机体用来生成某些激素样物质，然而太多的 ω-6 会使炎症恶化。例如，如果体内 ω-6 水平过高，会加重与关节炎相关的炎性反应。太多的 ω-6 也会促进某些激素敏感型肿瘤的生长，诸如乳腺癌和子宫癌。ω-6 脂肪酸见于谷物、红花、向日葵和大豆油之中。现代美国人的饮食中充满了玉米油，所以，大多数美国人已经摄入了过多的此类脂肪酸。

ω-3 脂肪酸是鱼油中的活性成分。它们也可以见于芥花籽油、亚麻籽、大麻籽、胡桃和绿叶蔬菜。正确平衡地摄入所需的 ω-3 和 ω-6 脂肪酸是维持身体健康的基础。我们现在仍不知道这些油脂之间理想的比例是多少，这类试验正在进行中；但是，大多数美国人需要摄入更多的 ω-3 脂肪酸，而应减少 ω-6 脂肪酸的摄入量。

您也许听说过另一类脂肪，它们包含反式脂肪酸。自然存在的反式脂肪酸只是少量存在于牛肉和羔羊的脂肪中，而大多数反式脂肪酸是由食品制造商人工合成的。反式脂肪酸是由多不饱和脂肪酸通过氢化作用而合成的。它们在室温下可凝固，主要被用来延长烘烤类食品和其他食品如花生酱等的保存期。人造黄油便是典型的人造反式脂肪酸食品。遗憾的是，反式脂肪酸与饱和脂肪酸一样，升高低密度脂蛋白胆固醇，同时降低高密度脂蛋白胆固醇。反式脂肪酸同时也干扰人体必需脂肪酸的代谢。有鉴于此，我告诉我的病人，如果他们真正关注自己心脏的健康，就不应该食用用人造奶油烘烤出的糕点，除非标签上明确注明食品中不含有反式脂肪酸。荷兰已经禁止使用反式脂肪酸。一些营养学家和内科医生也正在号召美国食品药品监督管理局（FDA）禁止在食品中应用反式脂肪酸。

植物甾烷醇酯（PSEs）是另一种被新闻界所关注的人工食品。植物中含有叫做甾醇和甾烷醇的化学物质，它们在化学结构上与胆固醇类似（请记住，胆固醇只见于动物食品）。植物中的甾烷醇与芥花籽油相结合形成植物甾烷醇酯。植物甾烷醇酯通过抑制肠道对胆固醇的吸收可以降低血浆中胆固醇水平。每日食用植物甾烷醇酯3.4克可降低总胆固醇水平约10%，降低低密度脂蛋白胆固醇水平约14%。美国食品药品监督管理局（FDA）已批准含有植物甾烷醇酯的"Benecol"上市，宣称它可以降低胆固醇。遗憾的是，这种产品价钱十分昂贵，一桶八盎司（注：盎司即英两，常衡＝1/16磅＝28.3495克）的 Benecol 价值超过5美元。

1996年，美国食品药品监督管理局（FDA）批准了一种被称为"Olestra"的脂肪替代品。Olestra 的结构与甘油三酯类似，但不能被消化吸收。它只被批准用于零食，如马铃薯片和饼干。然而，Olestra能干扰脂溶性维生素如维生素A、维生素D、维生素E和维生素K的吸收，所以使用Olestra的食品中应添加这些维生素。食用含有Olestra的食物时，最常见的副作用是稀便和肠道痉挛。

研究显示Olestra可以降低胡萝卜素水平。胡萝卜素是一类被称为植物化学成分的分子。这些来自植物的分子是抗氧化剂，有助于防止氧化作用，即阻止氧元素与其他元素相结合。最常见的氧化作用就是生锈，即氧元素与铁元素结合在一起。虽然氧气是我们赖以生存的物质，但太多的氧化作用对机体细胞是有害的。关于抗氧化作用在健康和疾病中的意义，我们仍需继续探讨。但是，富含抗氧化作用的植物化学成分的饮食，诸如地中海食谱，可以预防心脏病和癌症，可能正是因为此类食谱中富含自然存在的抗氧化物质。因此，不应提倡摄入添加有Olestra的食物，因为它可以减少重要的抗氧化物质。总之，现在我们对长期在食物中添加脂肪替代品的安全性还知之甚少。

机体不仅需要必需氨基酸，也需要必需脂肪酸。所以，您也需要膳食中的某些脂肪来维持身体的正常工作。现在的问题是，

> **大多数美国人摄入了太多的脂肪，特别是太多的饱和脂肪**

大多数美国人摄入了太多的脂肪，特别是太多的饱和脂肪。我们中的一些人，每天的热量有50%～60%来源于脂肪。遵照地中海食谱烹调的饮食，将确保您能摄入正常数量和正常种类的脂肪。

∽

当我们谈论心血管疾病的各种预防措施时，就不得不提及体育锻炼。我们已经注意到，超重与肥胖已成为流行病，并在美国和大部分工业化国家中流行开来。当我们回顾人类的演化过程，并审视我们现在的生活方式时，对于上述出现的变化，就不觉得奇怪了。数十万年以前，我们的祖先生活在山洞里，至少有部分幸运者就这样生存了下来。那时，农业生产和动物驯化尚未发明。我们的祖先都是原始的狩猎族。他们收集坚果、浆果、野生的谷物或狩猎动物

以维持生计。所以，如果我们早期的祖先想吃饭，就不得不去掉他们肥大的屁股，四处奔走，以寻找果腹之物。我们并没有演化为一个懒惰的物种，相反，我们演化为勤劳的物种，为了觅得下一餐食物终日奔走。我们食用能够得手的任何可食之物，但首先需要消耗大量的能量去寻找食物。那时，能够将多余的能量以脂肪的

> 我们演化为勤劳的物种，为了觅得下一餐食物而终日奔走

形式储存在体内，对于我们人类而言至关重要，这是因为我们的食物供应总是短缺。当无处寻觅食物时，储存于我们祖先体内的脂肪可以使他们在几周内免于饿死。这种将多余的能量转化为脂肪的能力是人类在演化中得到的遗传优势。即使在大约 5,000 年前已经出现农业生产和家畜养殖，但我们的祖先仍需从事相当大量的体力劳动借以糊口。但是，到了现代社会，我们无需终日奔波，却可丰衣足食。

现今，大多数人从事的最辛劳的工作也不过是坐在计算机旁敲打键盘，但是，他们所摄入的脂肪量却明显多于我们集体狩猎的祖先。我们每天摄入几千大卡的热量，但日常活动所消耗的热量却相对很少。结果如何？肥胖猖獗，造成了心血管疾病死亡的沉重代价。

摄入的热量与消耗的热量相等是保持体重稳定的关键，这是最简单的事实。令人沮丧的是，为了减轻体重，您需要比摄入能量多消耗 3500 大卡以上才能减

> 这是简单的道理：为了减轻体重，我们必须限制热量摄入并增加体育运动

去一磅（注：1kg＝2.2 磅）体重。休息时，一个中等身材的女性每分钟消耗 1 大卡热量。以每小时 4 英里（注：1 英里＝1.6093 公里）的速度快步走，即每 15 分钟步行 1 英里时，每分钟燃烧 4 大卡热量。以每小时 7.5 英里速度慢跑，相当于 8 分钟 1 英里的速

第四章　心中有数：预防心血管疾病尽在掌握之中

度,每分钟燃烧 10 大卡热量。为了减轻体重,我们必须限制热量的摄入,并增加运动量。

深入探讨肥胖的原因超出了本书的范围。食欲的调控非常复杂,涉及神经系统和内分泌系统,而我们的代谢率、热量的消耗率是受我们的基因调控的。尽管如此,除非摄入的热量超过了消耗量,没有人会平白无故地增加体重。每个人都会在忍饥挨饿时减轻体重。我们大家都见过那些集中营的囚犯或饥荒饿莩的图片,哪个不是皮包骨头,饿得精瘦?如果摄入的热量超过消耗量,每个人都会增加体重,道理就是如此简单。这并不意味着我们不同情那些正在努力摆脱超重和肥胖的人们。我对他们深为同情,但是,不面对事实并且认真对待将一事无成。如果您否认您的进食量过多,或强调您的运动量如何之大,放弃严肃认真的生活方式改良,就不会达到减轻体重的目标。

如果您关注心血管系统的健康,而恰巧又是一个典型的美国人,摄入了过多的垃圾食品,运动量过小或根本不运动,您就必须痛下决心,全面调整生活方式。

国家胆固醇教育项目(NCEP)的专家建议,人们需要每日从事一些中等量的体育运动以消耗 200 大卡的热量。最安全、最符合生理的方法就是每天以每小时 4 英里(注:1 英里=1.6093 公里)的速度走上 50 分钟。如果您不能一下走这么长的距离,可以先按您的能力分成几段,在一日内将其走完。您可以在上班前走上 10 分钟,在午餐休息期间走上 30 分钟,在下班后再走 10 分钟。实际上,这并不难做。如果每个人都能采用上述体育运动处方,限制每餐饭量,肥胖这一现代流行性疾病将会消失。

当您着手去做时,就会发现,预防心血管疾病其实是一项极其简单，但又极其困难的事情。如果您吸烟，请戒烟！如果您的体重、胆固醇、血糖或血压过高，请赶快把它们降下来！务必在一天中从事有氧体育运动50分钟，一周至少5天（即大多数天数）。如有可能，挑选一对有良好基因的父母（如果您能发现解决此问题的方法，我敢保证诺贝尔奖委员会一定会给您打电话的）。当然，这只是玩笑话。坚定信念，努力挤出时间，进行有益健康的生活方式改良，这是一件极富挑战的事情。在 Miriam 医院的妇女心脏中心，我们督促每一位有心血管病危险因素的女性去咨询生活行为医学专家，以帮助她们选择对于自己的健康至关重要的生活方式。如果通过改变生活方式，您的胆固醇水平、血压水平仍然较高，就应采取内科药物治疗。本书将在第九章讨论内科药物治疗问题。

（关晶　刘超　译）

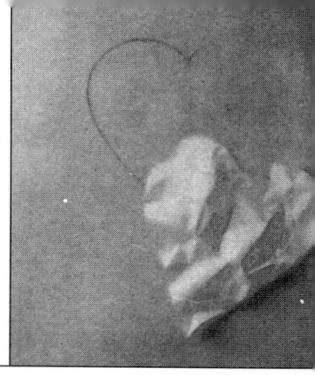

第五章

"我失去了雌激素,我有一支枪!":
"雌激素"的大论战

本章的题目引自医院停车场内一辆轿车保险杠上粘贴的"标语"。虽然我一直未见到司机,但却被这粘贴的"标语"逗乐了,其中部分原因是由于雌激素(estrogen)一词的起源。我在高中学习了四年拉丁语,对拉丁词的奥妙有所了解。雌激素是女性激素的一种,来源于拉丁语的动情期(estrus)一词,意思是"发狂"。该词用于人类以外的哺乳动物,是指在生殖年龄阶段,周期性反复出现强烈性激发及求偶欲的一段时间。这也正是我们讲的动物发情的含义。人类女性有月经周期,理论上总是处于性接受期,除非她们正患头痛。因此,根据拉丁语"雌激素"一词的词根,你就能想象到,假如失去了雌激素,实际上就几乎不可能再出现狂热的性激情,也就等于"射光了子弹,只剩一支枪",不可能再应用自己的"武器"了。

正如前一章所述,停经是惟一一项女性所独有的心血管病危险因素。更年期前,女性心血管疾病(CVD)的发病率低于男性,但是到75岁时,男性与女性有相同的心血管病发病危险。因为在老年人中,女性所占比例更高,所以女性每年死于心血管疾病的人数多于男性。

更年期前，卵巢产生男性激素（雄激素）及女性激素（雌激素及孕激素）；更年期后，这些激素的产生逐渐减少。雌激素也可以在其他器官合成，包括肾上腺及脂肪组织。

一种常用的雌激素处方药为倍美力（Premarin），又称马雌激素。该药之所以叫"马雌激素"，是因为它首次是从妊娠的母马或母驴等马属动物的尿中提取出来的。马及其他马属动物的雌激素生成居各种动物之冠。令人惊奇的是，种马每天生成的雌激素比母马多。在已经研究过的动物中，种马每天分泌雌激素的量超过任何动物。

弗明汉研究及其他多个研究的资料均表明，更年期前女性心血管病的危险性低于同一年龄组的男性。因此，科学家们推论，雌激素是"保护因素"，是造成这一差异的原因，并决定研究雌激素治疗是否具有保护作用。然而，令我感兴趣的是，弗明汉研究也表明，因子宫切除术过早停经的女性，不管是否保留卵巢，与没有停经的同龄女性相比，心血管病的危险性也在增加。这些事实表明，似乎完整的、可以产生月经的子宫也能够保护女性免于过早发生心血管疾病，不论其卵巢功能如何。但是，在探索一种药物"雌激素"用于停经后的女性，看补充雌激素是否能预防心血管病时，这个重要的事实又再次被忽略了，即完整的并能够产生月经的子宫很重要。实际上，这种特殊情况是当我们假定男性为"模本"（注：男性缺少雌激素，旨在验证雌激素对于心血管病的保护作用）时科学研究中可能"出问题"的一个典型例子。如果研究心血管病的科学家考虑以女性为"模本"（注：即考虑到停经之前女性雌激素和正常月经本来就具有保护作用），那么他们会认为，女性与男性一样年轻时早发心血管病是异常情况。同时也会反过来进一步深入探讨男性过早发生动脉粥样硬化的原因。最后，科学家们可能认定，男性睾丸酮水平过高是男性早发动脉粥样硬化的罪魁祸首，并可能考虑用阻断睾丸酮的药物去治疗这一人群，以观察他们是否能将动脉粥样硬化的发病延迟到与女性相似的年龄。尽管这一假设不可能真正实现，但确实阐明了我的观点，即以男性为"模本"，仅仅考虑到雌激素对于心血管病发病的作用，这会引发一系列问题。

第一个用来证实雌激素可能具有心脏保护作用的研究,实际上是在男性中完成的。这一研究始于20世纪60年代,并被命名为"冠心病药物干预计划"(Coronary Drug Project)。研究期间,对于已经证实患有冠心病的患者应用雌激素进行干预治疗,以观察雌激素干预治疗是否能降低发生心脏事件的危险性。那时仅有少数几个用于降低胆固醇的药物,雌激素被认为具有这种作用。遗憾的是,应用雌激素干预治疗,不但表现为阴性结果,而且用雌激素治疗的男性心脏事件发生率增高。不仅如此,雌激素干预治疗组男性乳房增大、疼痛。尽管男人可能欣赏女人的一对大乳房,但他们看到自己正在长大的乳房时,却是绝对不能接受的!

许多观察研究表明,更年期后依靠雌激素替代治疗(ERT)的女性心血管病的发生几率低于没有接受雌激素替代治疗的女性。综合30多个研究后显示,更年期后接受雌激素替代干预治疗,可能使女性的心血管病危险降低约50%。

雌激素具有几项已知的有益作用,可以解释为什么更年期前女性心血管病的发病率低。雌激素可以降低低密度脂蛋白胆固醇,升高高密度脂蛋白胆固醇;也可以降低低密度脂蛋白胆固醇的氧化作用,并减少血管壁对胆固醇的摄取。雌激素也具有血管扩张作用。雌激素缺乏与血管壁弹性降低有关。

尽管雌激素具有上述的有益作用,但在更年期后,有完整子宫的女性应用雌激素可能增加子宫癌发生的危险。这一危险能通过摄入一种卵巢激素——孕酮得以避免。孕酮的另一个名称和相似的激素是黄体酮(progestin)。现在认为,女性服用雌激素及孕酮两种激素为接受激素替代治疗(HRT)。

一些观察性研究显示,更年期后激素替代治疗对于防治心血管病有益，但此类研究具有显著的局限性。对于流行病学研究及其如何进行，将在下面进行一下简单的讨论，有助于澄清为何有关雌激素的问题有如此众多的争论。

正如第三章中所述，流行病学是医学的一门分支学科，研究疾病的患病率（即在一特定的时间内，某一人群中某一疾病存在的病例数）、发病率（即在一特定的时间内，通常为1年，诊断为该病的病例数）及病因。流行病学研究可能是实验性的，也可能是观察性的。在实验研究（也叫做临床试验）中，对入选对象进行一定的干预处理，然后对入选对象进行一定时间的随访，直至到达预先设定的终点，如死亡或出现急性心肌梗死。入选对象被随机分配到两组中的一组：治疗组或安慰剂对照组。在极为严谨的研究中，除了治疗组应用药物干预治疗，而安慰剂对照组给予形似药物的安慰剂外，两组基线临床情况和临床治疗没有重要的差别。在这种情况下，无论研究者还是入选对象，都不知道入选对象用的是哪种药物。这种类型的研究是一种随机、双盲、安慰剂对照的研究。一般认为，这种研究的结果可以提供最科学的信息。这是因为，将入选对象分配到药物干预治疗组或安慰剂对照组没有偏倚，并对入选对象进行前瞻性随访观察，而且治疗终点由不知道干预治疗情况的研究者决定。

另一方面，在观察性研究中，没有进行干预处理。这种研究是在一段时间内，对某一人群的随访观察研究。例如，对采用激素替代治疗的女性与没有采用激素替代治疗的女性进行比较。这种研究的一个主要问题是由所谓的"自身选择"偏倚造成的。也就是说，选择激素替代治疗的女性可能比没有选择激素替代治疗的女性更健康，她们的危险因素可能较少，但是却接受了更多的预防保健措施，而得到了较好的结果。

临床试验是一种实验研究，两种重要类型是一级预防试验与二级预防试验。一级预防试验时，受试者进入研究时还没有患正在研究的疾病。随机分组使半数受试者应用一种药物或其他干预措施，而另一半受试者则接受安慰剂，经过一段时间的观察，以期药物或其他干预措施能够达到预防或降低该病发病率的目的。以冠心病临床研究为例,经过一定时间的随访,观察干预治疗组的心绞痛、心肌梗死或死亡是否低于安慰剂组。二级预防试验时,所有受试者已经确诊为某一种正要研究的疾病。研究者随机将其中一半受试者给予药物干预治疗,而一半受试者给予安慰剂干预治疗。经过一段时间的观察,分别测定两组受试对象的结果。

1995年,研究者们公布了激素替代治疗对心血管病危险因素影响的双盲、对照试验的结果。该研究入选875例更年期后的健康女性,年龄45~64岁。这一研究取名为"更年期后雌激素/孕激素干预(PEPI)试验"。这项研究观察了激素替代治疗对高密度脂蛋白胆固醇、收缩压、胰岛素及纤维蛋白原(一种与血栓形成有关的蛋白质)的影响。研究者发现,单用雌激素或与孕激素合用能够改善血脂的状况、降低纤维蛋白原水平,不改变葡萄糖耐量试验时相应的胰岛素水平(在葡萄糖耐量试验时,给予受试者一定量的葡萄糖,然后按事先决定的间期测定胰岛素水平)。这些研究结果表明,更年期后心血管病极高危女性采用激素替代治疗可能减少发生心血管事件的危险性,或者降低已患心脏病女性新发心血管事件的发生率。随后美国国立卫生院(NIH)发起了一个一级预防试验,叫做"女性健康启动计划"(WHI),和一个二级预防试验——"心脏病和雌激素/孕激素替代研究"(HERS)。

心脏病和雌激素/孕激素替代研究(HERS)是惟一一项随机、双盲、安慰剂对照的二级预防研究,观察激素替代治疗对于女性心血管病的预防效果。此项研究在1998年的《美国医学会杂志》(JAMA)发表,结果出人意料。研究的人群是已经确诊心血管病的女性患者,研究的目的本来是验证采用雌激素及孕激素替代治疗能否降低该人群冠心病心脏事件的危险性。该研究共入选了2,763例更年期后年龄小于80岁的女性患者,既往没有子宫切除术史。一半受试者接受雌激素及孕激素治疗,而另一半受试者接受安慰剂治疗。受试者的平均年龄为67岁。

一级终点是非致死性急性心肌梗死或冠心病死亡；二级终点包括受试者是否需要冠状动脉外科搭桥手术或冠状动脉血管成形术（冠状动脉介入治疗），是否患有不稳定型心绞痛、充血性心力衰竭、心脏骤停复苏史、卒中或其前兆短暂性脑缺血发作，以及周围动脉疾病。总之，经过4年的随访，治疗组与对照组的一级终点与二级终点事件没有显著性差别。实际上，在研究的第一年，治疗组比对照组有更多的心脏不良事件发生。治疗组17例死亡，42例非致死性急性心肌梗死；而对照组仅有11例死亡，29例非致死性急性心肌梗死；而且，两组比较具有很显著的差异。但是，在后续几年的随访中，治疗组的危险性有降低的倾向，但未达到医师们所说的"统计学上有显著性差异"。这就意味着，该项研究结果只能说明偶然因素参与其中，并非激素替代治疗的必然结果。在研究的第四及第五年，对照组出现49次心脏事件，而治疗组有33次。基于这种趋势，要求研究的受试者继续采用以前各自的干预治疗，并进行更长时间的随访。

此项研究的长期随访结果在2002年7月3日出版的《美国医学会杂志》（JAMA）发表。研究表明，经过6年以上的随访后，在第四年及第五年出现的冠

> 研究结果表明，一旦女性被诊断为冠心病，采用激素替代治疗没有益处

心病事件的低发生率并不能持续存在。研究者从中得出结论："经过6.8年的随访后，激素替代治疗不能减低女性冠心病患者发生心血管事件的危险。更年期后激素替代治疗不应当用于女性冠心病患者，作为减少心血管事件发生的危险性的干预措施。"简言之，一旦一个女性被诊断为冠心病，采用激素替代治疗没有益处。

除了上述结果外，心脏病和雌激素/孕激素替代研究（HERS）发现，应用激素替代治疗的女性胆囊疾病、静脉血栓及肺栓塞发生率较高（肺栓塞也叫做肺动脉栓塞，是由身体其他部位的静脉血栓

裂解后随血流到达肺动脉，发生肺动脉阻塞引起的)。此外，没有证据显示激素替代治疗增加癌症的发病率。

心脏病和雌激素/孕激素替代研究（HERS）使许多内科医生和妇女感到沮丧，因为大家都期望，应用激素替代治疗的更年期后女性能够维持她们更年期前心血管健康优于男性的状态。应该注意到，心脏病和雌激素/孕激素替代研究还有某些局限性，例如黄体酮可能抵消雌激素的心脏保护作用。实际上，在更年期后雌激素/孕激素干预（PEPI）试验中表明，黄体酮减弱与雌激素治疗相关的高密度脂蛋白胆固醇升高作用，黄体酮的这种不利作用超过其他孕酮类制剂。另外，心脏病和雌激素/孕激素替代研究（HERS）没有单独评价雌激素的作用，而且实际出现的心脏事件数量少于"应有的"预期数量，这些因素导致不大可能发现激素替代治疗的益处。

考虑到心脏病和雌激素/孕激素替代研究（HERS）的局限性，研究者推论，很可能存在一个女性亚组，更容易出现雌激素导致血栓形成的副作用。这些女性的存在可能是研究的第一年出现心血管事件增加的原因。很可惜，没有办法去识别这些对于雌激素诱发血栓形成易感的妇女。

正如心脏病和雌激素/孕激素替代研究（HERS）的结果令人失望一样，许多医生和患者虽然一直期盼妇女健康启动计划（WHI）的研究结果，满怀信心地以为，更年期后无心血管病的女性通过激素替代治疗可以降低发生后续心脏事件的危险性。然而遗憾的是，更糟糕的消息已经浮出水面。

2002年7月17日，《美国医学会杂志》（JAMA）发表的一篇文章报道，妇女健康启动计划（WHI）的研究者已经提前终止该研究中的"雌激素联合黄体酮"部分。这项临床研究的最初目的是验证激素替代治疗是否能够降低更年期后健康、无已知心脏病的女性冠状动脉事件的发生率。一级终点是非致死性心肌梗死和冠心病死亡。这项研究在1993—1998年间进行，共入选16,608例女性，年龄50~79岁，保留完整子宫。入选对象中的8,506例女性被随机分在治疗组，接受雌激素（倍美力，premarin）0.625毫克/天和黄体酮2.5毫克/天，两种药物加工制成一个药片（通常叫prempro）；其余8,102例妇女接受安慰剂治疗。无论是入选对象还是研究者，都不知道谁用的是活性药物，谁用的是安慰剂。

该研究计划进行8.5年，但是在平均随访大约5年后，于2002年5月21日提前终止。这是由于这项干预治疗被证明对女性冠心病事件没有益处，而且在接受prempro干预的治疗组浸润性乳腺癌的发病率显著增加。因此，数据及安全监测委员会提前终止了这项研究。实际上，用药组女性的脑卒中、肺栓塞以及急性心肌梗死的发生率显著高于安慰剂对照组。尽管激素替代治疗女性结肠癌及髋骨骨折发生率降低，但这一有利作用被乳腺癌及冠心病危险性增加所抵消。总的来说，用药组与安慰剂组的死亡率没有差别。

虽然在妇女健康启动计划（WHI）研究中出现副作用的绝对人数较少，但是，还有其他严重问题需要关注。激素替代治疗每10,000个病人年（1个"病人年"是指随访1个病人1年，因此10,000个病人年是指随访10,000个病人达到1年），将会发生7例以上心脏事件，8例以上浸润性乳腺癌，8例以上肺栓塞和8例以上脑卒中。如果以2000年开出2.2千万张Prempro处方计算，那么，可以换算为乳腺癌、脑卒中和肺栓塞额外增加17,600例病人，心脏事件会额外增加15,400例病人。因此，数据及安全监测机构建议停止妇女健康启动计划（WHI）研究中的"雌激素联合黄体酮"部分。

多年以来，医生们认为，应用激素替代治疗的女性浸润性乳腺肿瘤较少，而且与不应用激素替代治疗的女性相比，乳腺癌可以在较早期被发现并诊断出来。通过妇女健康启动计划（WHI）研究发现，这是一个错误的理念。该研究发现，激素替代治疗组有245例乳腺癌，而对照组有185例。治疗组中199例乳腺癌是浸润性的，而对照组有150例为浸润性，且治疗组的浸润性乳腺癌较对照组大，并且处于更晚期阶段。另外，在每年的研究中，治疗组的乳腺 X 线异常多于对照组。因此,得出如下结论:更年期后应用雌激素及黄体酮替代治疗可能会刺激乳腺癌的生长,干扰乳腺癌的诊断。

自从妇女健康启动计划（WHI）研究被叫停以来,关于绝经期后女性用雌激素及黄体酮治疗的不良消息越来越多地出现于出版物中。当研究者们关注该研究中女性痴呆的发生率时发现,接受激素替代治疗且年龄大于 65 岁的女性发生可疑痴呆的危险性是对照组的两倍多。

在妇女健康启动计划（WHI）研究中,另一平行亚组入选了 10,000 例有子宫切除史患者。该组女性被随机分配到单用雌激素治疗组或仅用安慰剂治疗组。对该研究这一亚组的观察仍在继续。我们推测,在雌激素治疗组与对照组之间,研究者可能既不会发现过多的危险,也不会发现明显的益处。

那么,所有这些研究意味着什么?虽然我们知道,绝经期女性的冠心病发病危险性上升至与男性等同的水平;本来以为采用激素替代治疗可以为这些女性

停经前后短期应用雌激素治疗潮热有效,但是激素替代治疗不应该用于冠心病预防

提供绝经期前可享有的有益保护作用,但是事与愿违,激素替代治疗并不能降低冠心病发病的危险性。实际上,激素替代治疗正是起了相反的作用——它增加了危险性。而且还证明,激素替代治疗增加绝经期后乳腺癌发生的危险。我们应用激素替代治疗的底线是,虽然停经前后短期应用雌激素缓解潮热是有效的,但是在冠心病的一级或二级预防中,决不能启动或持续应用激素替代治疗。

我告诉我的病人,如果她们应用激素替代治疗,应该与她们的妇科医生探讨治疗的益处和危险性,并奉劝她们,在 6 个月时间内缓慢撤去激素替代治疗。我建议,每个月一周撤一片。在第一个月服用 6 片/周,在第二个月服用 5 片/周,如此继续下去,缓慢撤去

激素替代治疗。应用这种方法，病人常不会因为潮热复发而感到很难受。

如果潮热严重，建议采用雌激素以外的治疗方法。临床对照研究提供的证据表明，草药黑叶升麻类（black cohosh）药物对于治疗更年期症状有效。这种草药的植物学名叫做 *Cimifuga racemosa*（葡萄状升麻），是毛茛科的一种。一种黑叶升麻类标准化制剂是"Remifemin"，每片含 20 毫克黑叶升麻类提取物。黑叶升麻类的合理剂量还不知道，很多研究应用剂量 8～40 毫克/天。已报道的副作用有胃痛和头痛。像服用任何其他药物治疗一样，您一定要让您的医生知道您是否正在应用黑叶升麻类制剂〔注：更年期潮热或相关症状采用中药制剂治疗，如逍遥散、丹栀逍遥散、六味地黄汤、知柏地黄汤等可能很有效；另外，更年期潮热或相关症状，有时是焦虑症或抑郁症的躯体症状，采用抗焦虑药或抗抑郁药可能有效。此问题也是医学上的难题，您可以参照《冠心病防治之路》（北京大学医学出版社 2006 年版），其中第四十六节"疏肝理气除胸痹，定悸除烦心脏安"及相关章节中讲到中医中药治疗及处理方法。若经多方治疗无效时，可与主译者刘坤申联系，指导您的治疗〕。

对于正在采用激素替代治疗（HRT）或雌激素替代治疗（ERT）预防骨质疏松症（注：绝经后女性因缺乏雌激素骨质疏松变脆）的女性，也有其他治疗方法有效。这类药物就是"双膦酸盐类药物"，通过抑制骨质分解发挥作用。这类药物有两种，分别是利塞膦酸钠（risedronate，Actonel）和阿仑膦酸盐（福善美）（alendronate，Fosamax）。

一种较新型的药物——选择性雌激素受体调节剂（SERM），已被证实可以预防骨质疏松症。第一个药物是它莫昔芬（tamoxifen，Nolvadex），对于治疗某些乳腺癌有效，并且可以降低总胆固醇和脂蛋白（a）水平，升高高密度脂蛋白胆固醇水平。它还未被批准为预防骨质疏松的处方药，但是，选择性雌激素受体调节剂的新一代药物——雷洛昔芬（Raloxifene），已被批准用于骨质疏松预防。它也能降低低密度脂蛋白胆固醇及脂蛋白（a）水平，但不影响高密度脂蛋白胆固醇。2002年，一项研究的结果在《美国医学会杂志》(JAMA)发表，该研究入选了7,700多名女性，随机应用雷洛昔芬或安慰剂进行干预治疗。该研究观察终点为雷洛昔芬对更年期后伴骨质疏松女性患者心血管事件的影响。从总体看来，两组最终的冠心病事件或脑卒中发生的数量没有差异；但从1000多例心血管高危人群的亚组分析中可以看出，雷洛昔芬治疗可使心血管事件降低40%。

与雌激素一样，选择性雌激素受体调节剂（SERM）引起静脉血栓发生的危险性增加，在部分女性中可以引起潮热。一项大型研究——"雷洛昔芬在心脏病中的应用"研究（RUTH）正在进行中。该研究入选10,000多名女性参加，以评价雷洛昔芬与安慰剂对心血管事件及乳腺癌发病率的影响。该研究也观察全病因死亡、住院、冠状动脉成形术（PCI）、冠状动脉搭桥术（CABG）、脑卒中及骨折的发生情况，预计于2005年完成。[注：RUTH研究结果已经在《新英格兰医学杂志》（$N\ Engl\ J\ Med.$ 2006；355：125-137）发表，共入选了10,101例患有冠心病或者有冠心病危险因素的绝经后妇女。雷洛昔芬可降低浸润性乳腺癌的风险，但不能预防冠心病，而且增加静脉血栓栓塞和致死性卒中的发生风险。]

总之，目前尚没有合理的证据表明，采用激素替代治疗（HRT）或雌激素替代治疗（ERT）对更年期（或绝经）后的女性进行干预治疗，可以减少其心血管病的发生危险。现在，我们已经知道，这种治疗增加发生心血管事件及浸润性乳腺癌的危险。尽管雌激素治疗可能减少老年女性骨质疏松和骨折的发生危险，但是，可能另有更好的药物可以应用，其中之一就是雷洛昔芬，它甚至可能降低心血管病和乳腺癌发生的危险性。

（籍振国　刘坤申　译）

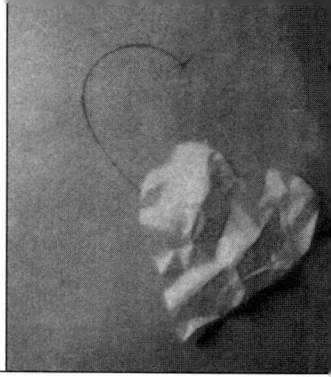

第六章

深入了解有病的心脏：心脏病探密

在第二章中，我们探讨了动脉粥样硬化的发生和斑块的形成。当心肌本身的供血动脉——冠状动脉因粥样硬化斑块造成75％的狭窄时，心脏的血流供应就会出现不足。因此，您可能听到一个医生们经常使用的术语——"冠状动脉供血不足"（注：俗称"冠不全"）。通常休息时，心肌会有足够的血液供应；但是，当病人的冠状动脉因粥样硬化斑块狭窄到一定程度时，再加上患者进行运动，因为冠状动脉狭窄使心脏的血液供应不能相应增加，病人就会出现一种症状，叫做"心绞痛"（angina pectoris）。它是拉丁语，表示胸部窒息感或胸部的绞痛。一些病人经历这种不适时，形容为胸骨后的压迫感、烧灼感或胸部重物压迫感（注：典型症状多发生于胸骨后，并向心前区和左上臂内侧放射，也可放射至双肩、上腹部、背部、颈部、下颌、牙床等部位）；另一些病人可能全然没有感觉，或仅有气短。典型的心绞痛一般由运动或情绪紧张引起，经过休息、放松或用硝酸甘油舌下含化后数分钟内可以缓解。女性较男性更易出现休息时、睡眠中或胸部以外部位的心绞痛。我们还不知道发生这种情况的真正原因。

如果医生怀疑您的胸部不适是"心绞痛"所致，就会让您做一下检查。诊断冠状动脉狭窄或阻塞的金标准是心脏导管检查和冠状动脉造影术。有关这一检查将会在第八章有更详细的讨论。这一检查通过摄取冠状动脉的X线动态血管造影图像，看冠状动脉是否有粥样硬化斑块导致的管腔狭窄，造成心肌供血不足。

血液供应相对缺乏叫做缺血，它可能影响身体内的任何器官。简言之，缺血意味着某个器官血液供求失衡。心绞痛通常是心肌缺血时患者所感受的症状。当脑部的供血与需血之间发生暂时的供需失衡时，就会发生暂时性脑缺血发作。这种发作可能警示脑卒中将要发生。当腿部发生血流供应不足时，走路中常会感到小腿部或臀部疼痛，这种疼痛就是通常所说的"间歇性跛行"，是供血不足累及下肢时的症状。在绝大多数病例中，缺血是由动脉内粥样硬化斑块和血栓形成（注：应该包括不完全阻塞的血栓）引起的。

动脉管腔狭窄或阻塞除由形成的斑块引起外，动脉痉挛也可以造成短暂性狭窄。动脉壁内的平滑肌可能剧烈收缩，导致动脉管腔严重狭窄，某些病人甚至出现管腔完全闭塞。这种情况更多发生于女性，但其原因还不清楚。应用可卡因也可引起冠状动脉痉挛。几年前，我治疗了一例男性病人，他在新婚之夜吸入好多可卡因，之后便发生了严重胸痛，并因心肌梗死住进医院。很快冠状动脉造影发现，他的冠状动脉完全正常，未发现血栓或斑块。自从我遇到这个病例后，已经有多篇文献报道了可卡因可以造成急性心肌梗死。

正如第二章中所述，动脉内形成的斑块可能破裂。一旦发生破裂，血栓会在破损的部位形成。如果形成的血栓足够大，而且完全阻塞了管腔，由该动脉供应的组织即可发生坏死，并常常伴有灾难性的后果。当心肌因血液供应中断而死亡时，医生称之为心肌梗死。您可能对"心脏病发作"（heart attack）一词更熟悉，"心脏病发作"就是急性心肌梗死。如果血流在几小时内不能恢复，心肌就会发生坏死。恢复血流通常可以通过溶栓药物或冠状动脉血管成形术完成。以后几个星期内，心肌通过形成坚韧的瘢痕组织而愈合，但是瘢痕组织不能像正常心肌一样收缩。因此，心脏的其他部分必须更加努力地工作，以维持血液循环功能。

如果发生更大面积的心肌坏死，以致心脏不能泵出足够的血液满足身体需要时，充血性心力衰竭就发生了。充血性心力衰竭最常见的症状是劳力时气短,医学术语叫做呼吸困难。呼吸困难的发生是由于心脏损伤后心肌变得更僵硬,心脏内的压力异常增高,而且这种很高的压力可回传至肺,引起肺内毛细血管压力异常增高。有时这种压力增高到使肺毛细血管中的液体渗出,并进入肺泡内,引起极度的呼吸困难,患者呼吸时会听到水泡爆裂样声音。这种情况夜间容易发生,当患者夜间醒来发生喘息性呼吸时,医生称之为夜间阵发性呼吸困难。夜间阵发性呼吸困难几乎毫无例外地是严重心力衰竭的体征。右心室也可发生心力衰竭,但是多数情况下是长期左心衰竭的后续反应。一旦出现这种情况,肾脏的反应为保留盐和水,并引起全身水肿。

心绞痛通常是女性冠心病的第一个症状;相比之下,心肌梗死和心脏猝死常常是男性冠心病的第一个征象。与男性相比,女性更易感觉"心绞痛"发生于背部或下颌。当女性发生急性心肌梗死时,更容易是无症状型的,即急性心肌梗死发病时没有疼痛;然而,女性急性心肌梗死发病时,恶心和呕吐更多见,有时甚至仅以严重的疲劳作为急性心肌梗死发病的首发症状。

男性和女性的心脏病还有其他重要的差别。一般说来,女性冠心病比男性晚发病 10~20 年。正如在第五章讨论的那样,绝经期前的女性比同龄男性少发生冠心病。然而,当年轻女性出现急性心肌梗死时,她们死亡的危险性高于同龄男性 2 倍以上。

在绝经后的头几年,女性心血管病的危险性剧增。1999 年美国心脏协会(AHA)发表的资料显示,年龄在 65 岁以上的女性,1/3 有某些冠心病的证据。绝经期后的女性因心血管病死亡的可能性是乳腺癌死亡的 10 倍以上。

在心血管健康方面,不同的种族之间也有重要的差别。非洲裔美国女性心脏病的死亡率比同年龄白人女性高 25%~30%,而心肌梗死的死亡率是白人女性的 2 倍。

在美国,尽管动脉粥样硬化是大多数心脏病的基础病因,但是还有其他许多疾病会累及心脏,最常见的病因是高血压。55岁前男性更多见,55岁后以女性多见。1997年颁布的美国高血压检测、评估和治疗委员会(JNC,是由一组著名科学家组成的委员会)第六次报告(JNC-6),把高血压定义为高于135/85mmHg。(读数以毫米汞柱表示,汞柱的高度就是动脉血压的数值。)较大的数字为收缩压,为心脏收缩时所产生的最高压力。(收缩期(systole)是用于描述心动周期中心脏收缩时所占时间周期的术语。)较低的数值为舒张压,是当心脏松弛时的动脉压力。(舒张期(diastole)是用来描述心动周期中心脏松弛所占时间周期的术语。)如果收缩压或舒张压升高多年又不予处理,将会增加动脉粥样硬化、卒中及肾脏衰竭的危险。高血压时,心脏需要增大自身的工作负荷,于是发生了心脏肥大及心肌增厚。这种情况叫左心室肥厚(LVH),可以通过心电图(EKG)或其他方法做出诊断。有时心肌肥厚极为严重,超出其血液供应能力。这时,即使没有冠状动脉狭窄,也可能发生心绞痛。经过一定时间后,肥厚的心室开始扩张,心脏的泵血功能出现异常,收缩性能降低。患者如果没有因脑卒中或肾脏衰竭"倒下",最终会发生心力衰竭。这种因长时间的高血压引发的心脏病叫做"高血压性心脏病"。

随着年龄增加,高血压会更多见。65岁以后,62%的白人女性及76%的非洲裔美国女性会发生高血压,而同一年龄段的55%的白人男性及65%的非洲裔美国男性会有高血压。大多数的高血压为"原发性的",这是一种比较文雅的说法,是医生对于发病原因找不出线索时的称谓。90%以上的高血压属于该范畴。这种情况倾向于家族性发病,但其遗传方式还不十分清楚。

肥胖通过一种目前未知的机制增加高血压的发病率。慢性肾脏疾病以及供应肾脏动脉的阻塞也能引起高血压。有一种罕见的肾上腺肿瘤也能引起高血压(肾上腺位于肾脏附近,是能产生几种激素的腺体)。尽管正常情况下妊娠时可以出现血压下降,但高血压也可以发生于妊娠期间。妊娠高血压未给予合理治疗,可能引起危及母子生命的致命性并发症。最后值得一提的是,少部分服用口服避孕药的女性用药期间发生高血压。

令人欣慰的是，目前有一系列的有效药物能将高血压降到正常水平。多项研究已经表明，控制高血压能降低死亡率，减少心肌梗死、脑卒中及肾脏衰竭的发病危险。

动脉粥样硬化和高血压性心脏病无疑是最常见的影响心脏的疾病，但是心脏同样容易遭受其他许多疾病和害因的损害。我们将由心脏外部向心脏内部逐一讨论一些不常见的临床情况。

正如第一章所述，心脏是悬挂于一个薄而光滑的叫做"心包囊"的膜性囊腔内。构成心包囊的组织叫做心包。在罕见的情况下，心包缺如；有时也可能仅一部分缺如。这时可能出现胸部X线异常（注：出现心影增大或心脏某一部分突出），但很少引起疾病。

最常见的影响心包的情况是急性炎症，即心包炎。这种疾病典型的体征和症状包括胸痛，常很严重，深呼吸、咳嗽及躺下时加重；并出现心包摩擦音（一种特征性的伴随心脏跳动引起的声音，类似砂纸与木头的摩擦声音）；心电图出现特征性异常，除了aVR导联可能压低外，其他导联表现为普遍的ST段弓背向下的抬高，有可能与急性心肌梗死发生时的心电图改变相混淆。

还有许多原因引起心包炎。最常见的有病毒感染、细菌感染及其他一些疾病，如系统性红斑狼疮（这种疾病是机体自身产生的抗体攻击自身的组织）、心肌梗死、肾衰竭、癌症和结核。心包炎也可以发生于开胸心脏手术后。

有时心包腔内充满液体或脓汁，或者充满血液，后者特别是在应用抗凝血药物时容易发生，液体渗出是对心包炎症的反应。如果液体快速聚积，心包腔内张力快速增高，心包扩张，对心脏产生压迫，干扰心脏的泵血能力，这时就会引起严重的气短和极度衰竭。这种情况叫做急性心包压塞，是一种极端危急的情况，需要通过穿刺针穿刺引流或外科手术快速清除积液。如果心脏周围的液体缓慢聚积，可能在形成大量液体后患者才会出现气短、衰弱及疲劳的症状。

慢性缩窄性心包炎是一种不常见的情况，此时壁层和脏层（注：脏层即心肌外层的包膜）增厚、变硬，并进一步向心脏施加压力，限制心脏正常的收缩和舒张功能。有这种疾病的患者可能出现严重的疲劳，明显的下肢及腹部水肿，并伴有劳力时的呼吸困难。此时可出现一种特殊的心音，即心包叩击音。这种情况发生隐袭，可由多种原因引起，包括引起急性心包炎的所有临床情况，也可出现于癌症患者进行胸部放射治疗之后。但是，大多数情况下可能找不到原因。此时治疗措施需要通过外科手术切除有病的心包。

心肌受累除了最常见的缺血性心脏病和高血压性心脏病外，也受许多疾病的影响。一种心肌的原发性异常叫做心肌病，此病可能有多种病因。另外，许多心肌病是医生们所说的特发性心肌病，即不知道原因的心肌病，这是一个使人印象深刻的、能够掩饰我们对病因无知的术语。另有一种遗传性心肌病，此种心肌病的遗传学特征正在研究中。还有一些心肌病，我们已经知道病因，它们能够得到成功治疗。这些心肌病主要有酒精滥用、甲状腺功能低下、铁负荷过重（血色病）。所有这些心肌病都能引起严重的充血性心力衰竭。由于上述三种心肌病可以得到成功治疗，因此，对于发生心肌病的任何患者，都应该努力寻找上述三种病因，把它们诊断出来，并加以排除〔注：许多心肌病都会引起严重的充血性心力衰竭，均能通过内科强化药物治疗或中西医结合治疗获得良好的治疗效果，甚至心脏严重扩大、左心室舒张末内径大于 80mm 的患者，也可以取得改善心力衰竭症状、缩小心腔，甚至使心脏完全恢复正常的惊人效果。读者可以参考我们编著的《心力衰竭防治之路》，（北京大学医学出版社，北京，2005），或直接与主译者联系〕。

酒精性心肌病是西方国家最常见的可以治疗的心肌病。彻底戒酒可使许多尚未发展成严重心力衰竭的患者得到恢复。然而，一旦因酒精滥用发展为严重的心力衰竭时，必须彻底戒断酒精，否则就是死亡：如果继续饮酒，3/4 以上的人会在三年内死亡〔注：酒精性心肌病必须戒酒，通过内科系统强化治疗或中西医结合治疗可以获得良好的治疗效果，甚至心脏严重扩大的患者，也可以取得改善心力衰竭症状、缩小心腔、甚至使心脏完全恢复正常的效果。读者可以参考我们编著的《心力衰竭防治之路》(北京大学医学出版社，北京，2005)]。与男性相比，女性酒精性心肌病患者会有较低的累计生存时间-酒精剂量（注：即女性酒精性心肌病患者累计生存时间与酒精剂量的乘积较小，也就是说，女性对于滥用酒精更敏感）。

由甲状腺机能低下引起的心力衰竭能通过甲状腺素的替代治疗完全逆转。病人通过补充甲状腺激素替代甲状腺本身应该产生的激素，否则心力衰竭就不能逆转。铁负荷过重的心肌病可以采用定期放血进行治疗，这是一种至今仍然真正有效的、古老的治疗方法，也是一种极为罕见的情况。

心脏的病毒感染可能引起心脏损伤。有些情况损伤是自限性的，随着感染治愈，损伤自行终止。另外一些病例则会继续发展，可能是我们所遇到的一些所谓特发性心肌病的病因。

只有一种心肌病仅发生于女性，即围生期心肌病，发生于妊娠期的后三个月或分娩后的六个月内。一般认为，这种情况是一种机体攻击自身组织的自身免疫性疾病。机体有能力识别外源性组织，并产生抗体，后者是一种能攻击并摧毁入侵者的蛋白质，这一过程叫免疫反应。接受器官移植的人需要靠药物同这种免疫反应相抗衡，以保证机体不排斥移植来的器官。若想不发生排异反应，除非他们的移植器官来自基因学上及免疫学上完全一样的孪生个体。子宫与心脏一样，由许多肌肉组成。有时在妊娠的后几周，来自子宫的肌肉蛋白质漏进母体的血流中。有些女性体内可以产生针对这些子宫肌肉蛋白质的抗体，而这种蛋白质与使心脏收缩的蛋白质相似。因此，这种抗体进而攻击心肌细胞，引起心肌收缩力减弱和心室扩张。病毒感染也被认为是这种类型心肌病的病因之一。

围生期心肌病可以采用卧床休息和药物治疗。值得庆幸的是，这种心肌病少见，发病率为妊娠女性的 $1/1,300 \sim 1/15,000$（注：在中国农村经产妇或经济和生活条件较差的产妇中仍然十分常见，往往见于多胎妊娠的妇女）。超过 35 岁、非洲裔美国人、怀有双胞或三胞胎、营养不良和患有高血压的女性都是该病的高危人群。约有二分之一的病例心脏在分娩后 6 个月恢复到正常。遗憾的是，有些患者一直不能恢复正常,而且发展为慢性充血性心力衰竭,此时5年死亡率达85%〔注:根据我们的经验,该病目前有很好的治疗措施,许多患者可以完全治愈,见《心力衰竭防治之路》(北京大学医学出版社,北京,2005年版),或直接与主译者联系〕。这些心脏不能恢复正常功能的女性以后再次妊娠,母亲死亡的危险可达50%。即使心脏功能恢复正常的女性,以后妊娠也会有10%的死亡危险。正是基于这个原因,奉劝有过围生期心肌病的女性不要再次妊娠。对那些继续发展为严重充血性心力衰竭的女性,可以进行心脏移植。心脏移植是所有有适应证的、终末期不能治愈的心肌病患者最后选用的治疗方法(见第十一章)。

心脏内有瓣膜,保证血流向适当的方向流动。左心有二尖瓣(或称僧帽瓣,因其与主教的高帽类似,故名)和主动脉瓣,右心有三尖瓣和肺动脉瓣。有两种临床情况可能在瓣膜上发生:瓣膜漏(反流)或变窄(狭窄)。瓣膜功能不全时引起异常的心音,即心脏杂音,医生能用听诊器听到。瓣膜的漏血或变窄都能给心脏增加额外的负担,经过一定时间后,就会导致充血性心力衰竭。

在抗生素应用之前的年代,瓣膜受损最常见的病因是风湿热。风湿热可能发生于部分易感的儿童和年轻人。该病以某些链状细菌菌株(这类病菌学名为链球菌)引起的咽部感染开始。在链球菌性咽炎发作1~5周后,发热、关节炎、皮疹、皮下小结,以及心脏和瓣膜炎症的体征就出现了。风湿热开始时常伴有反复发作的链球菌感染。

风湿热被认为是一种自身免疫性疾病,是机体为杀灭细菌产生的抗体错误地攻击自身心脏组织所致。数年以后,有风湿热的病人可能发生瓣膜漏或狭窄。有趣的是,女性中二尖瓣是较常见的受累心脏瓣膜,而男性与女性相比,累及主动脉瓣相对较多见。

三尖瓣和肺动脉瓣在风湿性心脏病中较少受累。广泛应用抗生素治疗咽炎使得风湿热的发病率明显减少。现在,美国已很少能看到此种病例。遗憾的是,在很多发展中国家,风湿热仍然吞噬着大量患者的生命。

心脏瓣膜也能受到感染。不论何种原因,感染尤其好发于已有病变的变形瓣膜。因心脏瓣膜变形而出现杂音的任何患者，即使瓣膜变形程度较轻，但是由于进入体内的任何操作均有可能将细菌带入血流，因此，这些操作前，都应当应用抗生素。有时像清洁牙齿这样简单的操作，也能引起成千上万个口腔细菌进入血流。一些类型的外科手术，如肠道手术、分娩，也能使细菌进入血流。如果这种病菌在心脏瓣膜上附着，就会引起一种叫做细菌性心内膜炎的灾难性疾病。抗生素应用以前的年代，这种疾病无一例外是致死性的。我的奶奶就是于 1925 年死于该病的，我父亲当时只有 5 岁，奶奶正怀着第三个孩子。我常常这样想，如果奶奶知道了她的孙女已经治愈了数例夺去她生命的疾病，她会有多么高兴啊！正是这种疾病使她丢下两个幼小无助的孩子，使他们沦为孤儿。现在，在牙科门诊及外科手术前，我们会对易感人群进行预防性抗生素治疗。

当细菌性心内膜炎确实发生时，我们采用长疗程抗生素治疗。最易受侵的瓣膜是二尖瓣和主动脉瓣。然而，对于滥用静脉药物者，感染累及右心系统和三尖瓣的发生率较高（注：多为吸食毒品者滥用静脉毒品所致）。

二尖瓣脱垂（MVP）是指左心室收缩时，二尖瓣像球囊一样膨入左心房。医生常常在听诊心脏时发现喀喇音得到该病的诊断线索，通过超声心动图检查可以获得证实。后者是一种应用超声波回波重建心脏移动图像的检查。女性二尖瓣脱垂发病率是男性的两倍。

二尖瓣脱垂可以是先天性的，即出生时就有该病；也可以是获得性的，即后天在致病因素的作用下发病。二尖瓣脱垂是一种最常见的先天性心脏缺陷，而最常见的获得性二尖瓣脱垂的病因是冠心病。在心肌梗死期间，瓣膜的支持组织受到损伤，二尖瓣脱垂就会发生。也有家族性群体发病的，该家族对于二尖瓣脱垂具有高度易感性。

有二尖瓣脱垂的人常常因胸痛和胸部跳动的感觉而烦恼和忐忑不安，胸部跳动感就是医生所说的心悸。二尖瓣脱垂造成的胸痛，一般容易与心绞痛有关的胸痛相区别，有时鉴别可能较难。二尖瓣脱垂的胸痛是一种不时发生的、尖锐的疼痛，不会因劳力而诱发。

二尖瓣脱垂病人的心悸通常由心脏的期外收缩引起。这种期外收缩,即期前收缩,又叫做"早跳",可起源于心房或心室。二尖瓣脱垂患者似乎发生"惊恐"的几率也较高。在个别情况下,脱垂的二尖瓣皱褶处形成小的血栓。血栓脱落到达脑部可引起脑卒中。发生于年轻人的任何卒中样症状,都应该提示我们寻找二尖瓣脱垂的证据。当二尖瓣脱垂患者被胸痛、心悸困扰时,可以采用多种治疗心悸的方法。这些药物将在第九章讨论〔注:二尖瓣脱垂患者被心悸、惊恐、忐忑不安所困扰时,有时可能是焦虑症或抑郁症的躯体症状,采用抗焦虑药或抗抑郁药可能有效。此问题也是医学上的难题,您可以参照《冠心病防治之路》(北京大学医学出版社 2006 年版),其中第四十六节"疏肝理气除胸痹,定悸除烦心脏安"及相关章节中讲到中医中药治疗及处理方法。若经多方治疗无效,可与主译者刘坤申联系,可以指导您的治疗〕。在少见的情况下,二尖瓣脱垂患者有极重的二尖瓣反流,需要进行外科手术修补或替换人工瓣膜进行治疗。

二尖瓣脱垂患者在牙科、肠道和泌尿生殖科手术前应当接受抗生素预防处理,患有二尖瓣脱垂的女性分娩时应当接受抗生素治疗。

随着人口老龄化,另一种瓣膜异常——钙化性主动脉瓣狭窄与日俱增。这种主动脉瓣狭窄随着增龄,对左心室的血流阻塞会进行性加重。目前,它是最常见的需要进行人工心脏瓣膜置换的瓣膜疾病。在钙化性主动脉瓣狭窄时,钙在主动脉瓣上的沉积是经过一定岁月才形成的,由于瓣膜钙化,会阻塞血流。男性发病大约是女性的两倍。

为了使血液通过狭窄的瓣膜,心脏必须更加努力地搏动。血液在强力推动下通过狭窄的开口时,就会引起一种特征性的杂音,即主动脉瓣区喷射性收缩期杂音,医生容易听到。

外科瓣膜置换术能改善症状,并延长患者的生命。钙化性主动脉瓣狭窄最常见的症状是心绞痛、活动时气短及晕厥。这些症状发生在疾病的晚期,是需要进行瓣膜置换术的指征。医生可以从超声心动图(用超声波回波构建心脏运动图像的一种诊断性检查,见第八章）中得到很多有关心脏及其瓣膜的信息。但是，如果中老年人考虑此项手术，还应先进行冠状动脉造影等心导管检查，以确定冠状动脉是否有斑块狭窄或阻塞。

主动脉瓣也可以发生漏血，实际上，主动脉瓣的瓣膜狭窄和漏血双重病变都可能出现。您可能听到医生用两个术语来描述漏血，这就是"瓣膜反流"和"关闭不全"。有多种原因可以引起主动脉瓣漏血。在抗生素发明前的年代，风湿热和梅毒是两个最常见的病因。主动脉瓣的感染可以引起急性的严重主动脉瓣关闭不全。有些人生下来就有主动脉瓣异常。最常见的主动脉瓣先天性异常是"二叶主动脉瓣"。这种病男性多见，仅有两个瓣叶，而不是正常的三个瓣叶。通常到达中年时，二叶主动脉瓣可以出现瓣膜狭窄或同时出现瓣膜反流。现在，最多见的主动脉瓣反流的原因是影响主动脉根部的病变。主动脉根部就是主动脉瓣膜上部的那部分主动脉。某些疾病可能引起主动脉根部扩张，最常见的疾病是高血压。显著的主动脉根部扩张可能使主动脉的三个瓣叶分离，使血流在心脏舒张期（两次搏动之间心脏休息的时间）漏入左心室。这种情况增加心脏的容量负荷，引起心脏扩大，并最终发生心力衰竭。

几年前发现，超重患者用于抑制食欲的两种药物——芬氟拉明和右旋芬氟拉明出现了可怕的、意料之外的副作用：有些患者发生心脏瓣膜漏。当时芬氟拉明及右旋芬氟拉明（商品名 Pondimin 及 Redux）有数百万人服用，大多数是女性。芬氟拉明也与另一种药物苯丁胺（phentermine）合用，也就是人们所熟悉的"芬芬"（fen-phen）。当100多例服用芬氟拉明或其右旋体——右旋芬氟拉明的人出现瓣膜漏时，美国疾病预防控制中心于1997年发出了警告。在报道发生瓣膜漏的患者中，86%为主动脉瓣反流，19%为二尖瓣反流，后者单独存在或同时伴有主动脉瓣反流。所有报道的患者中，98%的瓣膜反流发生于女性。瓣膜受累的患者中，24%需要进行外科人工瓣膜置换术。当发现有些病例死亡时，这些药物最终撤出了市场。

主动脉瓣反流的症状与主动脉瓣狭窄相似，但晕厥较少见。主动脉瓣反流引起一种特征性杂音——主动脉瓣区"倒水样"杂音，正是这种杂音提示医生，该瓣膜有反流性病变。患者可能不到晚期没有症状，因此，定期随访很重要。如能在心力衰竭发生前进行外科手术，成功率很高。有主动脉瓣反流的患者在牙科治疗、肠道手术或泌尿生殖系统手术前应当应用抗生素预防处理，以预防可能发生的瓣膜感染。

二尖瓣使血流从左心房流入左心室，二尖瓣口也可能发生狭窄、瓣膜漏，或两者兼有。当二尖瓣口变窄时为二尖瓣狭窄。99％的二尖瓣狭窄是由风湿热引起的，2/3为女性。二尖瓣狭窄也可能是先天性的，在婴儿及较早的儿童时期就能诊断出来。在极为罕见的情况下，二尖瓣狭窄也可由少见的恶性类癌引起。它也可能作为自身免疫性疾病，如红斑狼疮的一种并发症，或以某些家族性疾病的形式发病。二尖瓣狭窄出现症状的时间较主动脉瓣病变早。二尖瓣狭窄的主要症状是劳力时气短。这种呼吸困难可能伴有咳嗽或喘息，有时伴有咯血。二尖瓣狭窄患者躺下时出现气短，坐起即减轻或缓解，这就是"端坐呼吸"。患者可因严重的夜间阵发性呼吸困难发作被唤醒。患者常常出现特别快速的心跳，容易发生一种特殊的心律失常——心房颤动。心房颤动连同其他诱发病情加重的因素一起，如感染、妊娠、发热或劳力，可能使二尖瓣狭窄病人发生危及生命的心力衰竭。有些药物能够降低心率，可能使某些病人症状消失，并延缓外科手术时间。

二尖瓣狭窄加重时，左心房进行性增大。左心房内压力升高，而且压力向肺脏回传，使肺毛细血管压力升高，引起气短。左心房增大促使心房颤动的发生。这种情况下左心房内可能有血栓形成，如果血栓脱落，随血流进入脑部，就会引起脑卒中。

血栓离开其形成部位随血流移动就叫做"栓子"，当移动到血管的狭窄部位，阻塞血流时，这一病理过程就叫做"栓塞"。栓塞的发生率随着增龄、左心房增大、心力衰竭加重而增加。约80％的二尖瓣狭窄患者会发生栓塞，并患有心房颤动。栓塞可能在轻度二尖瓣狭窄患者中发生，并且可能是二尖瓣狭窄的首发临床表现。除了可能到达脑部外，栓子还可以"驻足"于冠状动脉或其他器官的供血动脉，如肾动脉和脾动脉。有心房颤动的患者应当使用抗凝剂华法林治疗,该药已被证实可以降低栓塞并发症发生的危险性。

在温带地区,风湿性二尖瓣狭窄的症状在急性风湿热发作过后大约15~20年才会出现,再经过5~10年症状逐渐加重。在热带及亚热带地区,从风湿热发病到症状出现的进展要快得多。在印度,报道有小至6岁的儿童就诊断为严重的二尖瓣狭窄。气候不是惟一的因素,因为阿拉斯加的因纽特人也可能出现二尖瓣狭窄进展较快的情况。在美国,二尖瓣狭窄症状通常发生在45~65岁。

超声心动图可以用于追踪二尖瓣狭窄的进展情况。瓣膜极度狭窄对外科瓣膜置换术或瓣膜切开成形术来说都是适应证。狭窄瓣膜口的机械性开通,可以通过一种特制的球囊导管扩张或经外科扩张术治疗而实现。

二尖瓣反流可以发生于风湿性心脏病,与二尖瓣狭窄不同,该病男性多于女性。但是,现在二尖瓣反流更多是由其他病因引起的。

许多情况可以造成二尖瓣反流。心室扩张时,二尖瓣不能适当地关闭,引起二尖瓣反流。感染、急性心肌梗死、结缔组织病、退行性疾病,甚至外伤,都可以引起二尖瓣反流。如果二尖瓣反流突然发生,如在急性心肌梗死时,将是致命性的。更为常见的是,二尖瓣反流缓慢发生,心脏可以很好代偿,并持续多年。在慢性二尖瓣反流患者中,疲劳和长期虚弱比气短表现更为突出。二尖瓣反流的患者需要定期用超声心动图进行认真随访,以便在心脏发生不可逆性损害前进行瓣膜修复或人工瓣膜置换术。

当三尖瓣出现漏血时发生三尖瓣反流。这种情况通常是右心衰竭和右心室扩大的结果。右心衰竭可能源于严重的肺部疾病、长期的左心室衰竭或肺动脉栓塞(血栓阻塞于肺动脉内)。静脉药物(毒品)滥用者使用未经过消毒的注射器针头,感染容易发生在三尖瓣上,常导致三尖瓣漏。三尖瓣狭窄也会发生,但较二尖瓣狭窄少得多。三尖瓣狭窄或关闭不全时,可以出现慢性疲劳和虚弱。三尖瓣关闭不全可以引起肝脏搏动及增大、下肢及腹部水肿。严重病例需要进行三尖瓣修复或外科人工瓣膜置换术。

心脏原发的肿瘤很少见。尸检发现,大约为0.002%~0.3%。

来自其他部位的心脏转移瘤较为常见。一系列尸检表明，患有癌症的病人大约1%～20%有心脏转移。然而，尸检证明，当患有一种致死性最高的皮肤癌——恶性黑色素瘤时，心脏受累的发生率高达60%以上。其他能播散到心脏的癌症可能通过血液或直接传播，包括肺癌、乳腺癌、白血病和淋巴瘤。

　　心脏原发性肿瘤最常见的类型是黏液瘤。黏液瘤一般为良性，即使它不像其他癌症一样播散到身体的其他地方，但是由于其所处的位置非常重要，也会危及生命。几乎90%的黏液瘤发生于左心房，但是也可以发生于心脏的任何部位。黏液瘤可能干扰二尖瓣和三尖瓣的关闭，引起血流受阻或反流。黏液瘤的症状可能类似其他心脏病的表现，但是也可以引起非特异的体征或症状，如发热、体重减轻、关节疼痛、疲劳和皮疹。肿瘤脱落并到达脑部或身体的其他任何部位并不少见。有时中风是黏液瘤的首发征象，尤其在年轻人无危险因素时出现脑卒中，就应当考虑黏液瘤。

　　黏液瘤大多数发生于女性（70%），诊断时的平均年龄在55岁左右。其病因不明，但有家族性发病的报道，约占总数的10%。

　　心脏黏液瘤通常由超声心动图做出诊断，而进行此项检查常由于其他原因。我记得最清楚的一个病例是一位年轻女性，她表现为胸痛和心悸，因这些主诉多次进急诊科就诊，医生"担保"她的症状是由于焦虑引起的。最后，她的医生嘱咐她做一次超声心动图检查，考虑她可能患有二尖瓣脱垂。结果超声心动图显示，有一个很大的左房黏液瘤使二尖瓣功能严重受损。很快，采用外科手术切除了黏液瘤并置换了二尖瓣。

　　由于黏液瘤可能是家族性的，因此，如果发现黏液瘤，患者所有的家庭成员都应当进行超声心动图检查，以确定是否有其他人也发病。惟一的治疗方法是外科手术切除肿瘤。

　　先天性心脏病是一种生下来就有的疾病。在20世纪60年代心脏外科手术出现以前，很多先天性心脏病是不能治愈的。患严重先天性心脏病的儿童一般不能活到成人期。现在，越来越多的先天性心脏病可以由外科手术矫治，使这些孩子得以存活。如果为女性患儿，以后她们还会生养自己的孩子。目前，约有85%的先天性心脏病的婴儿能活到成人期。患有先天性心脏病的成人数量也正在以每年5%的速度增加。不算二尖瓣脱垂的病例，美国2000年约有900,000例成人患有先天性心脏病。

儿童期最常漏诊的先天性心脏病是房间隔缺损（ASD），它是指分隔左右心房的房间隔上有一个孔。女性的房间隔缺损发病率是男性的3倍。除非缺损非常大，一般婴儿和儿童期常无症状。到了青年期，虽然女性房间隔缺损患者能很好地耐受妊娠，但是可能出现疲劳。大约到40岁时，许多房间隔缺损患者会发生心律失常，除非房间隔缺损被纠治，否则他们的健康状况会每况愈下，并发生心力衰竭。如果缺损没有被纠正，大多数常见类型的房间隔缺损患者平均只能活到55岁。

房间隔缺损患者中，20%～60%也患有二尖瓣脱垂。房间隔缺损的一个可怕的并发症是所谓的"反常性栓塞"。在两个心房间无通道的情况下，来自静脉系统的栓子，如在下肢静脉内的栓子，脱落后进入心脏，最终会阻塞于肺部，形成肺动脉栓塞。显然，这不是好事，但是如果栓子不大，肺脏能够恢复。然而，如果心房之间有开放的通道，静脉系统生成的栓子会通过房间隔缺损的开放通道运行到左心系统，进一步堵塞脑部的动脉，引起卒中。这种发生于年轻人的卒中会促使医生尽快进行超声心动图检查。后者是一种安全、准确的诊断房间隔缺损的方法。

房间隔缺损可以通过外科手术关闭，某些病例也可应用导管介入手术关闭。缺损关闭后的患者可以达到正常人的寿命。

当缺损发生于两个心室之间时，为室间隔缺损（VSD）。这种情况常在婴儿时就得到诊断。如果缺损很小，患者能够很好地耐受。实际上，许多小的室间隔缺损可能自然关闭。然而，较大的室间隔缺损则需要外科手术关闭（注：根据不同的解剖类型，较大的室间隔缺损也可采用导管介入方法关闭，在这方面，国内已有成功的经验和大宗病例报道），因为较大的室间隔缺损可能形成肺动脉高压，这是一种不可逆的病理过程。当进行牙科治疗、分娩或有其他临床情况具有感染的危险性时，女性患者即使只有较小的室间隔缺损，也应该使用抗生素预防；但是，大多数室间隔缺损患者可以很好地耐受妊娠。

主动脉缩窄是另一个相对常见的先天性心脏病。主动脉在通过胸腔时缩窄，可以造成高血压和上下肢之间出现压力差（正常情况下，上下肢血压应当相似）。大多数病例在儿童时期就可得到诊断。男性发病人数超过女性，约为2：1。

外科修复的合适年龄是在3～5岁之间。30%～60%的主动脉缩窄患者同时有畸形的二叶主动脉瓣。如果主动脉缩窄不修复，死亡的平均年龄在35岁左右。在未经治疗的40岁以上的主动脉缩窄患者中，90%有高血压，大约70%有充血性心力衰竭。即使在年龄较大时，也应当进行主动脉缩窄的外科矫正手术。同时，有主动脉缩窄的患者应该进行超声心动图检查，以确定有无畸形的主动脉瓣。只要发现两者之中其一有问题，就应密切观察这些患者，看是否有主动脉瓣狭窄或关闭不全发生。

还有一种主动脉病变，男性较女性更常见，即主动脉夹层；但是，有一点不好解释，即它有累及妊娠女性的倾向。主动脉夹层由主动脉内膜的撕裂片组成，它使血液进入由主动脉内膜撕裂片和中外膜形成的夹层中。有时主动脉夹层穿通主动脉壁后，破裂出血，如不予治疗可迅速死亡。在有遗传性结缔组织疾病的患者中，主动脉夹层的发生率要高得多。结缔组织是将细胞相互连结到一起的组织，遗传性结缔组织疾病中，最常见者为马方综合征，它在美国存活的婴儿中发病率约为1/10,000。有这种疾病的患者常常个子很高，四肢和手指（趾）很长。60%～80%的女性马方综合征患者有二尖瓣脱垂。女性患者在妊娠后期或分娩后的头一个月有较高的发生主动脉夹层的危险。大约半数40岁以下的女性发生主动脉夹层与妊娠有关。高血压、主动脉缩窄及二叶主动脉瓣畸形也易引发主动脉夹层。主动脉夹层最常见的症状是突然发生严重的胸痛，常被描述为撕裂样，向背部放射。多数主动脉夹层可通过超声心动图检查被诊断出来。如果不进行手术治疗，主动脉夹层的预后常是致命性的。

心律失常可发生于各个年龄段，但是其发病常随着年龄的增加而增加。心律失常可进一步分为心动过速（即心跳异常增快）和心动过缓（即心跳异常减慢）。无论哪一种情况，如果您出现心脏节律异常，都可能有胸部扑动的感觉。如果心脏跳得太快或太慢，以致不能泵出足够的血液供应脑组织时，您就会发生意识丧失。如果到脑部的血流供应停止超过4分钟，就会发生死亡。幸运的是，许多心律失常并未造成死亡，但会使您感觉不适、有恐惧感或由于虚弱而晕倒（注：许多心律失常患者可能伴有焦虑或抑郁，治疗心律失常的同时，并用抗焦虑或抗抑郁药物可能很有效）。若发生晕倒，应促使医生尽快进行评价，看晕倒是不是由心律失常引起的。

心源性猝死的一个常见原因是一种叫做"心室颤动"的心律失常。心室颤动通常发生于心脏缺血（心肌血液供应相对缺乏）或急性心肌梗死时。有一些家族性疾病与心室颤动导致猝死的易损倾向有关。几例大众媒体中报道的运动员死亡，与心肌病或毒品可卡因滥用引起的心室颤动有关。运动中的胸部钝伤如果发生于心动周期的特定阶段，也能引起致命性的心室颤动发作。

由于起搏器和可植入性装置（植入式心脏转复除颤器，ICD）的导入，心律失常的治疗有了革命性的进展，植入式心脏转复除颤器可通过电击使心脏恢复正常心律。这些器械治疗将在第十章讨论。

现在，您对心脏病已经有了一个大体的了解，那么您对心脏病的症状和体征也就有了一定的认识。第七章会进一步帮助您认识您出现的症状是来自心脏，还是有其他更合理的解释。显然，对于任何不常见的症状，您都需要咨询您的医生。在下一章里，您将会了解到哪些症状需要严肃对待，哪些症状可以忍耐或忽略。

（籍振国　刘坤申　译）

第七章

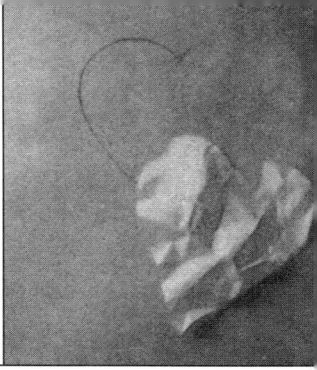

心脏病的症状和体征：胸痛之谜

"Conundrum"一词的含义是"复杂而仅能由猜想回答的难题"——即难猜之谜。这正是对于女性胸痛目前所处状态的表达。弗明汉研究和其他流行病学研究的数据似乎表明，心绞痛在女性中表现的严重程度较男性轻得多。在这些研究中，患有胸痛的女性与男性相比，发生心肌梗死或心源性死亡的可能性较小。其他根据心脏导管检查结果的研究也表明，患有胸痛的女性与男性相比，具有正常冠状动脉的可能性要大得多。冠状动脉外科研究表明，因胸痛而行冠状动脉造影的女性中，50%仅有极轻的冠状动脉粥样硬化，或根本没有冠状动脉粥样硬化的证据，而男性中只有17%的患者具有相似的冠状动脉造影结果。这些数据也被其他研究所证实。这些研究发现，因胸痛而行冠状动脉造影的患者，女性冠状动脉造影正常的可能性比男性大得多。当女性发生胸痛时，上述研究结果促成了女性和她们的医生对胸痛安全性盲目乐观的错误判断，即认为女性胸痛由心脏病引起的可能性较小。

当胸痛发生时，女性和她们的医生对胸痛的安全性存在错觉

在弗明汉研究最初的报告中，没有入选62岁以上的老年女性。经过对数据的再次分析并入选老年女性后，显然，60～69岁具有心绞痛的老年女性与男性一样预后较差。所以这种对于心绞痛明显乐观的估计仅仅适合于年轻女性。

那么，将如何处理患有胸痛而冠状动脉造影没有狭窄的女性？过去，这些女性通常被贴上一个"焦虑"或"神经质"的"标签"，或者说患有"非心脏性"胸痛。然而，近来研究显示，这些女性中大约有50%患有"冠状动脉微血管功能紊乱"。它是小的冠脉血管的疾病，能够导致人体出现虚弱和衰竭的症状。尽管在冠状动脉造影时没有大冠状动脉阻塞，但是这些女性中许多人具有缺血的客观证据。她们的疼痛是真正的"心脏缺血"引起的疼痛。我们也知道，女性较男性更容易发生冠状动脉痉挛引起的心绞痛。缺乏冠状动脉阻塞，并不意味着胸痛不是心源性的。现在，医生和患者越来越清楚地认识到女性胸痛的严重性〔注：《冠心病防治之路》（北京大学医学出版社，2006年出版，北京），其中第24、25、46节等介绍了许多女性冠心病胸痛成功的诊治经验，可供参考。若治疗仍有困难时，可与主译者刘坤申联系〕。

尽管冠心病的发病率在绝经前女性较低，但并不是零，所以对每个主诉有胸痛的患者，医生都应认真研究，尤其对于具有冠心病危险因素的女性更应如此。遗憾的是，由于具有冠心病高危因素的绝经期后女性直到最近才受到重视，所以许多老年女性拒绝采用冠状动脉造影进行适当评价。同时，许多年轻女性，虽然没有冠心病危险因素，而且具有明显冠状动脉阻塞的可能性极小，但是当她们确实患有胸痛时，也应接受冠状动脉造影检查。

一些特征可以帮助您确定您胸部的不适是否由心脏病引起。心绞痛的特征是，通常由劳力或紧张引起，经过休息可在5分钟内迅速缓解。另外，心绞痛通常不是尖锐的"针刺样"疼痛，更为常见的是被表达为"紧缩感"、"重压感"或"压榨样"胸部憋闷或不适。心绞痛虽然不随咳嗽或深呼吸加重，但是在仰卧时较坐位和站立位时加重。心绞痛发作时常常伴随气短的感觉。心绞痛可以发生在上半身的任何部位。当胸痛开始时，可以放射到手臂、颈部或下颚。女性心绞痛表现为下颚、颈部或背部不适较男性多见，可以没有胸部的任何不适。我曾收治过几位患者,她们主诉腕部或上腹部不适,最后弄清了,她们的症状原来是心绞痛。

如果不适不是由劳力或紧张诱发或加重的、不伴有气短、部位不是在腰部以上、不是持续5~10分钟,那么它就可能不是心绞痛。然而,患有冠心病的女性与男性相比,在情绪紧张、休息或从睡梦中唤醒时更易发作心绞痛。

您要密切注意您所经历的胸痛的特征。您描述的感觉越准确,医生的诊断就越准确。如果您的不适具有心绞痛的特征,尤

您描述的感觉越准确,您的医生得出正确诊断的可能性就越大

其当您处于绝经前后、具有多种危险因素时,不要满足于"焦虑"的诊断,要坚持做一次排除心脏病的评价。如果您或您的医生轻视胸痛的严重性,那将没有任何益处。

不要忘记,除了心血管疾病外,还有其他临床情况可以引起胸痛。其中常见的包括二尖瓣脱垂和反流性食管炎,少见的情况也可能发生,如果您的医生没有做适当的检查就会漏诊。我的一位患者多次因胸痛到急诊室就诊之后,她的首诊医生才让她做超声心动图检查,结果发现心脏内有个肿瘤,如果不及时外科手术治疗,她将会丢掉生命。

与心绞痛不同,急性心肌梗死,俗称心脏病发作(heart attack),其疼痛发作通常严重并且持续时间长。急性心肌梗死的疼痛伴有大汗和濒死感。与男性相比,将大汗作为女性心肌梗死伴随症状的可能性较少,但是发生恶心、心悸和下颚、颈部及背部疼痛更为常见。遗憾的是,大约有30%的女性在心肌梗死发病时没有意识到这种疾病。这些心肌梗死当中,有些就是"无症状型心肌梗死"(注:即无痛性心肌梗死),它们发生时没有疼痛。弗明汉研究发现,34%的女性心肌梗死没有被认识到,而男性仅有27%。另外,无症状型心肌梗死增加了中风、心力衰竭和死亡等并发症发生的危险。

严重的胸痛是一种医疗急症。如有可疑胸痛,出于安全性考虑,要立即寻求急救服务系统的帮助。可能当您在急救室度过了几小时后,仅仅发现您患有胆囊炎,但也远比您呆在家里死于心肌梗死好得多。

> 严重胸痛是医疗急症。如有可疑胸痛,出于安全考虑,要立即寻呼急救服务系统

严重胸痛随深呼吸而加重时,医生们称之为胸膜炎样疼痛,可能是心包炎的征象(心包炎即心脏包膜的炎症)。胸膜炎样胸痛也可能是肺栓塞的首发症状(肺栓塞就是肺动脉血管内被血栓堵塞)。另外,胸膜炎样胸痛可发生在胸膜——即肺的包膜发炎时。严重胸痛放射到背部可能是由心肌梗死引起的,但是,当主动脉夹层撕裂时也可发生严重背痛。

疼痛并不是疾病存在的惟一线索。有一些患有心脏病的人在患病的整个过程中从未发生过胸痛。下面部分将阐述心脏病的其他常见症状,以及医生做检查时经常寻找的体征。如果您进行健康查体时,您的医生不做认真的身体检查,他(或她)就可能漏掉诊断心脏病的重要线索。

医学教科书上把"呼吸困难"定义为呼吸过程中"异常不适的感觉"。简言之,呼吸困难就是"异常气短"。在大多数情况下,呼吸困难可能是心脏疾病或肺疾病的表现。在病程的某个阶段,大多数心脏病患者出现气短。对于某些患者,呼吸困难是他们心脏"氧饥饿"(即心肌缺氧)的惟一症状。在这种情况下,可以认为患者的呼吸困难就是心绞痛发作的"等同表现"。这种情况在糖尿病患者中特别常见。糖尿病患者与非糖尿病患者相比,无症状心肌梗死的发生率较高。

呼吸困难可能突然发生,或者逐渐进展。因此,直到疾病的晚

期阶段，患者才感到有体力的限制。突然发生的呼吸困难可能是肺栓塞、急性心肌梗死、急性心脏瓣膜衰竭（急性心脏瓣膜损伤、机械瓣失效、腱索或乳头肌损伤）、急性充血性心力衰竭的征象。风湿性心脏病患者的心脏瓣膜在多年中逐渐变为狭窄或漏血，呼吸困难的发作常常是隐袭的（不知不觉的）。他（她）们慢慢减少体力活动，但是，直到他（她）们正式进行运动试验后，才能真正明朗其体力活动的限制。气短的渐进式发作也见于心肌病。我认识的一位医生注意到，他骑自行车 25 英里（注：1 英里＝1.6093 公里）比通常要花费更长时间，原因是他感觉越来越气短，本来这项运动他每星期做几次。这是心肌病的首发征象，对于他，该病最终被证明是"致命的"。

当心力衰竭发生时，患者常常表现为端坐呼吸、平卧时气短加重和夜间阵发性呼吸困难，后者气短突然发作，多发生于睡眠时。夜间阵发性呼吸困难也叫做心源性哮喘。出现夜间阵发性呼吸困难或休息时呼吸困难常常是令人担心的原因。遗憾的是，对于诊断哮喘后因气短找我会诊的女性患者，我不能估计出她们的准确数量。即使她们经过哮喘药物治疗后没有改善，她们的医生也不考虑气短可能起源于心脏病。当一个女性患者诉说气短时，一位医生对她说："你都 70 多岁了，还想不气短吗？"这个女性患者不满意这种答复，又第二次找我会诊，我给她进行了运动负荷试验，发现结果很不正常。最终，她进行了冠状动脉血管成形术，开通了狭窄的冠状动脉。经过这种治疗后，她的"哮喘"消失了。

在强力活动后，任何人都会感到呼吸困难。因此，您应该小心提防的是运动耐量的变化。如果您在 1 年前能爬 4 层楼梯毫不费力，但是现在爬两层后就上气不接下气，您就应该警惕是否有心脏病了。另一方面，如果您能跑 1 个小时没有气短，您就能够确定您的心肺功能处于良好状态。

在我 1964 年进入医学院学习时，我父母送给我一本 Taber 氏医学辞典,其中心悸的定义是:"胸部快速、强烈或有规律的悸动感,就像心脏异常快速、有规律地搏动或扑动一样。"有些人终其一生从未感觉到他们的心脏在跳动;而另一些人敏锐地注意到他(她)们心脏节律中的"打嗝"(注:心脏"期外收缩"就好像心脏"打嗝"一样),并处心积虑地体会它,与之谐拍。这些患者会给心脏病专家带来"额外的收入"[注:《冠心病防治之路》(北京大学医学出版社,2006年出版,北京),其中第四十六节等介绍的诊治经验可供参考。这类患者反复多次求医,苦心诉说他们的心悸和不适,即使有心律失常存在,抗心律失常药物也往往无效,应用抗心律失常药物的同时应该结合应用抗焦虑和抗抑郁药物,效果良好。如果仍然无效,请与主译者刘坤申联系,我们有解决此问题的较好疗法!]。他们正确的做法是让患者做一个24小时动态心电图监测,确定不存在危险的心律失常就可以了。

　　大多数心悸是由心房或心室发生的期外收缩引起的。这些期外收缩通常比下一次正常到来的心跳提前,因此,它们被称作"期前收缩"。期前收缩常常跟随着一次长"间歇",这个长"间歇"以后到来的心跳收缩特别有力,这是因为心脏有更多的时间充盈血液。正是这个特别有力的心脏收缩,造成了心悸或扑动的感觉,它可能使经历此感觉的人感到惶惶不安。一个很好的经验是,如果您的心悸发作短暂,不是频繁发作,不伴有气短、头晕或晕厥,那么这种心悸可能是不严重的。如果没有明确诊断的心脏病,期前收缩并不代表预后不良。然而,如果心悸时间长,每天发生次数多,或发生上述的伴随症状,就应该进一步进行检查。

　　昏晕(fainting)的医学术语叫做"晕厥"。真正的晕厥意味着失去知觉,不能保持站立体位,通常发生在脑供血下降的情况下。显著的血压降低或严重的心律失常是导致晕厥的常见原因。然而,严重的低血糖和过度通气也能导致晕厥。癫痫患者在发作时也会失去知觉,但是常常有典型癫痫样四肢运动。一些治疗高血压的药物，由于短时间内使血压降得过低，也能够导致晕厥，特别是当患者服药后从卧位或坐位快速站立时容易发生。这种由于体位变动导致的血压降低被称作直立性低血压。这种情况也发生在那些严重脱水和严重失血的患者中。当晕厥是由脑动脉阻塞、供血不足造成时，通常还会有其他症状，如单眼失明史、单侧肢体无力或麻木刺痛的病史。晕厥也可能是严重主动脉瓣狭窄或心肌病心肌异常肥厚（注：见于梗阻性肥厚型心肌病，由于室间隔基底部异常肥厚，心脏收缩期造成左室流出道异常狭窄，使射血减少，导致晕厥）的症状。成人突然发生晕厥应该引起重视，并寻找病因。

最常见的晕厥可能是血管迷走性晕厥，它通常发生于急性情绪紧张的情况下。这种情况大约占到所有晕厥患者的一半。这种常见的晕厥是由自主神经系统功能紊乱造成的。身体的这一系统调节许多重要的功能，但是不受我们的意识控制。例如，自主神经系统参与"对抗或逃离"反射，这有助于我们对环境中突然出现的威胁做出反应。自主神经系统可进一步分成两个亚系统：交感神经系统和副交感神经系统。交感神经系统在危急或紧张情况下激活，而副交感神经系统抑制或减弱体内大多数生命过程。在常见的晕厥发作时，副交感神经系统激活，而交感神经系统抑制。迷走神经主要传导副交感神经冲动。在血管迷走性晕厥时，迷走神经激活，血管舒张，导致血压下降、心率减慢和脑循环血量不足，因此，难以维持意识清醒状态。

人在卧位时血管迷走性晕厥很少发生。在眼前发黑之前，患者通常是在站立位或坐位，并开始有一些不适的感觉，如恶心、视物模糊、虚弱或头晕眼花。患者可表现为面色苍白、多汗。患者的意识通常在躺下后很快恢复，尤其是抬高下肢会促进意识恢复。这个动作可使心脏泵出更多血液为脑部供血。患有血管迷走性晕厥的患者，常可追溯多年的发作史。该病通常是良性的，除了避免可能诱发发作的临床情况外，不需要特殊治疗。

在有些患者中，一些动作如咳嗽、排尿、吞咽、排便与晕厥发作有关。前两项常发生于患有慢性肺脏疾病和前列腺肥大的男性，后两项在男女患者都可发生，可能需要各种试验来确定晕厥的原因。无论如何,晕厥都是一个应该向您的医生陈诉的症状。

非医学专业人员常常认为,咳嗽是肺部疾病的标志,但是实际上,咳嗽常常是心脏疾病的症状。当有左心衰竭或二尖瓣狭窄时,肺部最微小的血管——肺毛细血管压力升高。这种压力升高会导致咳嗽,常常为干咳,夜间较白天发作频繁并令人困扰。如果左心房显著扩大,如有二尖瓣狭窄或关闭不全,它可能压迫肺动脉,并压迫从左心房下面通过并到达喉部(人发音的音箱)的神经。这种神经压迫会导致咳嗽和声音嘶哑。

患者发生严重急性心力衰竭时,典型的征象是咳嗽、咯大量粉红色泡沫样黏痰,并有明显而严重的气短。他(她)们确实呼吸困难,必须"抬肩大喘",好像如不改善呼吸,就要死亡。他(她)们的判断很对! 这是内科急症,如果您有这些症状,必须立刻呼叫急救服务系统,尽快到达医院就诊。

当主动脉扩张形成主动脉瘤时,可压迫支气管,产生干咳。当血栓到达肺部导致肺损伤时,通常可产生咳嗽并痰中带有血丝。

咳出血液被称作"咯血",可能提示心脏病或肺部疾病。它可能发生于二尖瓣狭窄的患者,有时与劳力或妊娠有关。大块的、威胁生命的或致命性咯血可发生于主动脉瘤破裂入肺脏的患者。最后,采用抗凝治疗或某些免疫抑制剂治疗更容易导致出血,所以在这些患者中,任何可能导致咳嗽的情况都会增加咯血的可能性。

当身体组织中过量液体潴留时,就会发生水肿。它可以发生在身体的任何部位。水肿发生的部位有助于确定它的起因。充血性心力衰竭时,发生水肿通过一系列复杂的机制,包括心脏、肾脏、交感神经系统和内分泌系统。当水肿波及到足踝和腿部,并在夜间加重时,病因可能是心力衰竭或下肢静脉的问题。如果心力衰竭未经治疗或恶化,水肿会上升到大腿、外生殖器,甚至腹部。在限制卧床的患者,水肿会出现在低垂部位,如后背、臀部和大腿。水肿仅发生在或仅累及一个肢体（手臂或大腿），常常是由于静脉或淋巴管阻塞所致。

全身性的水肿可由肾脏、肝脏或心力衰竭引起。医学术语"anasarca"为"全身性水肿"，您的曾祖辈也把这种情况叫做"Dropsy"。体重增加常常出现于水肿表现明朗之前。如果您24小时增加了2磅（注：1公斤＝2.2046磅）以上体重，就很有可能存在液体潴留。我曾经看到一个患者，由于甲状腺功能低下引起严重心力衰竭。当使用甲状腺激素治疗后，她减少了80磅体重。

紫绀为皮肤变色而带有蓝色，它是在红细胞内携带氧的蛋白质——血红蛋白异常或含氧量少于正常时发生的。紫绀并不一定表明存在严重问题。每个人都有这种经验，在炎热的夏天里，长时间在水下停留，当刚刚露出水面时，嘴唇和肢端发紫。另外，暴露在冷空气中会导致皮肤小动脉收缩，血流缓慢，使更多的氧气从血液中被提取，也会导致嘴唇和肢端发紫。然而，紫绀也可能是严重心肺疾病的征象。一些先天性心脏病，由于存在心脏右侧（右心系统）向心脏左侧（左心系统）的异常分流，因而导致紫绀。紫绀也发生在急性充血性心力衰竭和许多肺功能受损的情况下。少数情况下，紫绀是由获得性或遗传性血红蛋白异常引起的。紫绀通常容易被发现，但是在皮肤较黑的人群中表现不明显。对于这些患者，观察舌头或翻开眼皮观察眼睑内侧，更容易发现紫绀。

在这一章我们复习了心脏病最常见的体征和症状。这些知识虽然不能使您成为一位敏感、富有经验的诊断医师，但是，当有线索表明可能存在严重问题时，它可能会给您警示或者给您安慰，使您不会因有症状而惊慌失措。当您有疑问时，可以咨询您的医师，把您的担心跟他（她）一起讨论。您的医生会评价您对医生判断的信任程度，并安排必要的检查，以使医患双方都放心。

（刘刚　刘坤申　译）

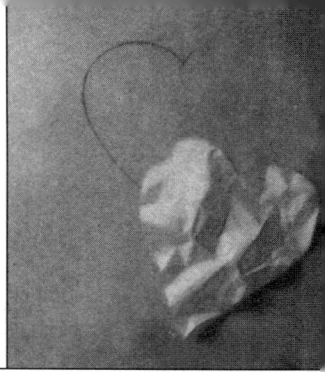

第八章

心脏病的诊断检查方法：男女是否有别？

在我们对最常见的心脏病诊断检查方法进行讨论之前，很重要的一点是，应该了解一些如何解读这些诊断检查的知识。为达此目的，我先要对一项学科（统计学）作一简要的说明，它使我在医学院几年的时间里感到迷茫，但是它仍然是重要的学科。统计学是数学的一个分支，它研究的内容是数据收集和分析。当年英国首相曾经讲过一句格言："虚伪有三种：谎言、诅咒和统计学。"马克·吐温使英国首相这句名言广泛传播开来。

当医生观察您的症状后，会给您安排各种检查，并应用统计学知识解释这些结果。学术界从过去各种疾病的研究中汲取大量信息后认识到，没有一项检查是完美无缺的，任何检查的准确性都依赖许多因素，需要了解诊断检查的敏感性、特异性，以及它们的预测值。

当一项检查不正常时，医生"武断地"将它叫做"阳性结果"，如果您真的没有这种疾病，那么对于您，这项检查结果"阳性"可能没有任何意义（注：检查结果异常即为阳性结果。若患者真正患有正在检查的疾病，就叫做真阳性；若患者没有该病，就叫做假阳性）；相反，当检查结果正常时，我们又"刚愎地"认为它是"阴性结果",即使这项检查结果正常对于您也可能意味着真正有价值(注:检查结果正常就叫做阴性结果。若您真正有该病,就叫做假阴性;若您真正无该病,叫做真阴性)。如果检查结果异常,并且患者确实患有正在检查的疾病,我们就说,检查结果是真阳性。真阴性是指某些人没有患该病,而针对该病的检查结果是正常的;假阴性是指某些人患有该病,而针对该病的检查结果正常。

呜呼!我敢保证,这种状态不会持续太长时间了。(注:因为随着检查手段的进步,许多疾病可以达到精确定位和诊断,如冠状动脉造影、CT和磁共振检查等。因此,采用统计学的原理推断疾病存在的可能性或概率,可能日渐减少;但是目前,这种统计学原理仍然广泛采用,是非常科学和有价值的方法。这种在诊断学上广泛采用的统计学原理,确实存在着一定程度的"不确定性",希望广大读者和患者同情医生诊断时存在"不确定性"的处境,学习上述英国首相的格言,以达到医患之间的相互谅解、和谐相处和共勉。)

让我们用运动负荷试验来举例说明。医生如果怀疑您有冠状动脉阻塞(注:即冠心病),就会给您安排一项运动负荷试验。这项检查的敏感性是指:患有该病的患者,检查结果出现不正常(阳性)的可能性。如果运动负荷试验在 1000 个冠心病患者中进行,他们中 900 个检查结果不正常,表明运动试验的敏感性为 90%。这就意味着,这种检查足够敏感,能够把 90% 的冠心病患者筛选出来。一个检查的敏感性定义为真阳性与真阳性和假阴性之和的比值。因此:

敏感性=检查真阳性数/(检查真阳性数+检查假阴性数)

在上面的例子中,有 900 人为真阳性结果,100 人为假阴性结果。这意味着这个运动试验的敏感性是 900 除以(900+100),等于 90%。

特异性是指在没有患某种疾病的人群中，设定用于诊断该病的检查项目出现阴性结果（正常）的可能性。例如，如果运动负荷试验在 1000 个马拉松运动员中进行，他们的冠状动脉光滑得像笛子一样，你会发现，他们当中 990 个检查结果正常，但是有 10 个是阳性的，这就是所谓的"假阳性"。在这个例子中，运动负荷试验的特异性为 99%，即真阴性与真阴性和假阳性之和的比值（见下面公式）。

特异性＝检查真阴性数/（检查真阴性数＋检查假阳性数）

预测值是指阳性结果预测存在这种疾病的可能性。它定义为真阳性与真阳性和假阳性之和的比值。

阳性检查结果的预测值＝真阳性数/（真阳性数＋假阳性数）

〔注：另外还有阴性检查结果的预测值，一般应用较少。公式如下：阴性预测值＝真阴性数/（真阴性数＋假阴性数）〕

没有任何一项检查是 100% 敏感或 100% 特异的。每种检查都会有一定数量的假阳性或假阴性结果。当然，一个检查的敏感性和特异性越高，其结果的可信程度越大。

但是，当我们解读诊断检查结果时，另一个因素开始起作用，它很重要，但常常不能被完全理解，即使医生也常常忽视或不理解。这与 Bayes 定理涉及的某些问题有关。Bayes 是 18 世纪的英国牧师，他研究数学。为了使复杂的概念简单化，Bayes 定理断定：阳性结果的预测值不仅取决于该项检查的敏感性和特异性，还与这种疾病在人群中的患病率有关。患病率即该病的流行程度，是指某种疾病在某一时间点上，在人群中出现的患病例数。发病率是在某段时间间期内（通常指一年），疾病发生的例数。这意味着，一个检查如果在患有这种疾病可能性高的人群中进行，其结果的准确程度会更高。

检查结果的阳性预测值在一组有 50% 患病的人群中是非常高的，假定这项检查的敏感性和特异性都是 90%，那么，其阳性预测价值也可高达 90%。换句话说，在这种情况下，一个阳性结果有很强的预测价值。一个人检查结果阳性，则患有这种疾病的可能性非常大。另一方面，在只有 1% 患病的一组人群中，这种检查结果的阳性预测值就非常低，可能下降到 8%。还有另一种方式来理解它：如果一项检查在极低可能患病的人群中进行，大多数阳性结果会是假阳性；而在极高可能患病的人群中进行检查，大多数阴性结果会是假阴性。

　　这个有关检查结果阳性预测值的问题，在这里围绕女性再次提出来。运动负荷试验有时会被安排在没有冠心病危险因素的绝经前年轻女性中进行。这个人群中冠心病的患病率非常低，因此，运动负荷试验结果声名狼藉，常会误导诊断，多数阳性结果是假阳性；而在老年女性中，冠心病的患病率非常高，这种阳性结果则很可能是真阳性，阴性结果则有可能是假阴性。我不能够将确切的数字告诉您，即在过去几年中，有多少个无冠心病危险因素的年轻女性因运动负荷试验不正常转诊给我做冠状动脉造影。对于大多数病例，我已经建议转诊医生，不需要做冠状动脉造影。在明确的低危人群中，发现冠状动脉明显阻塞的可能性太小，因此，不能充分证明冠状动脉造影在此低危人群中应用的合理性（虽然是低危操作）。

　　现在，既然您对统计学的神秘性有了一定认识，那么，我们就能够讨论心脏病的各种诊断检查了。

　　最常做的检查是心电图检查。在这项检查中，电极片放置在肢体上，心脏产生的生物电经由胸部从几个角度记录心脏的电活动。这种心电信息在几秒到几分钟后就能显示在心电图纸上（图 8.1）。

　　正常心脏电激动的最高节律点在窦房结内形成，并传遍两个心房（心房是心脏接收血液的心腔）。心房的电活动在心电图上所形成的波形叫做 P 波。心脏的生物电穿越心房，继之穿越房室结合部(房室交界区)时会有短暂延迟(PR 间期),然后电激动便迅速地蔓延,传遍整个心室肌。这个由心室肌电活动所形成的波形叫做 QRS 综合波,简称 QRS 波。心室肌随后恢复到原来的电静止状态,叫做"复极",在心电图上形成 ST 段和 T 波。心电图上的每个波、段、间期都提供心脏状态的信息(图 8.2)。有一些诊断可以根据心电图作出,包括心律失常、急性或陈旧性心肌梗死、心肌缺血、心包炎和心脏扩大。如上所述,没有一个诊断检查有 100%的敏感性或特异性,心电图检查也会出现假阳性和假阴性。另外,男性和女性心电图也存在一些细微的差别:首先,女性较男性心率快,更容易发生某些类型的快速心律失常;其次,用心电图检测心肌肥厚时,女性较男性敏感性低。

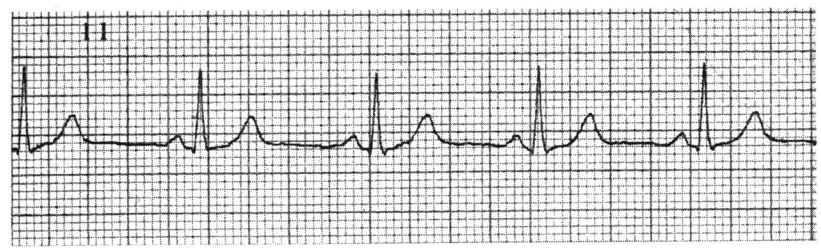

图 8.1 心电图显示正常心脏节律

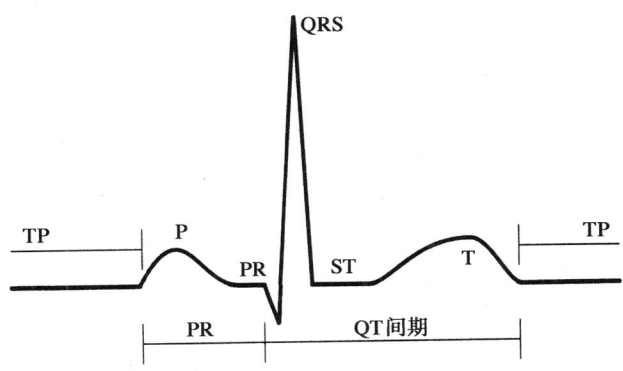

图 8.2 正常心脏节律图解。像心电图中出现的图形一样,该图解显示正文中所述的各种波形构成。

在进行心电图检查过程中,不是不常发生差错的,这些差错可能是误导您的医生迷惑不解的最常见原因。电极片所连肢体必须正确。如果电极片与肢体连接错位,例如左右手电极片意外反连,那么心电图会显示异常。6个胸导电极片也需要放置在标准位置。有时候巨大乳房使胸导电极片的位置难以放置准确,当胸导电极片放置不准确时,心电图可能显示有陈旧性心肌梗死的图形,其实患者的心脏完全正常。其他导致心电图误判的情况包括肌肉震颤和电子设备的电干扰。最终自心电图得到的信息,因解读医师不同而不同。培养一个医生,使之成为精于心电图判读,尤其是精于心律失常判读的医生,需要数年时间。心电图结果必须经常结合临床情况进行矫正,才能避免诊断错误。给某个人错贴"心脏病"的标签,可能导致不应有的、昂贵的、有风险的检查,并带来许多本来能够避免的担忧和痛心。

运动负荷试验给您的医生提供了一种方法,能够检验您的心脏在需氧增加时的反应。当我在医学院读书时,做过旧式的运动负荷试验,它包括休息时做一份心电图,然后让患者踏上踏下二阶梯多次,其登梯次数根据患者的年龄决定,之后立即再做一份心电图。Master 医生首次报道这种方法的应用,于是这个方法就被命名为 Master 二阶梯试验。几年以后,当我成为一名心脏病住院医生时,分级次极量运动负荷试验已经普遍开始应用了。它之所以被称为"次极量",正是因为该运动负荷试验的目标心率为:要使患者达到本人最大预测心率的 85%。在进行这种检查时,患者在一个活动平板上行走,或者骑一个固定的自行车,并连接心电图机。在更为常用的活动平板运动负荷试验中,速度和梯度每 3 分钟增加一级,直至达到根据患者年龄预定的心率或出现症状。患者停止运动后再做几次心电图,医生观察 ST 段的变化特点。当心肌缺氧时,ST 段会从心肌供氧充足时的基线位置,发生水平型或下斜型压低 1 毫米以上。心电图上的这种变化叫做 ST 段压低。然而,除了心肌缺血外，还有许多情况可能引起 ST 段压低，从各种药物到简单的患者过度通气。毫不奇怪，运动负荷试验的结果有时会被误判。女性出现 ST 段压低的假阳性发生率高于男性。我们还不知道其中的原因。

已经有许多研究在同一批患者中验证了运动负荷试验结果和冠状动脉造影结果的相关性，结果表明，冠状动脉阻塞支数越多，运动负荷试验结果的敏感性越高。平均来看，次极量运动负荷试验的敏感性为 60% 到 70% 左右。另一方面，许多研究表明，次极量运动负荷试验的特异性为 80% 到 90% 左右（特异性是指在没有冠心病的人群中，运动负荷试验结果阴性所占的百分数）。

医生并不满足于次极量运动负荷试验的敏感性，希望寻找使负荷试验更准确的方法。他们也想寻找一种负荷试验的方法，来检查那些因为某种原因不能运动的患者的心脏。由于面临这些挑战，应用核素进行负荷试验便发展了起来。

在进行核素负荷试验时，将放射性同位素注入您的体内，同位素经冠状动脉分布到心肌内。放射性同位素是一种通过自然衰变产生某种放射线的化学物质，包括 X-射线。在接受同位素注射后，分别在休息时与运动后即刻通过照相机检测心脏的放射性。如果您运动时心脏某区域不能获得足够的血液，这些区域扫描时显示缺损。如果在休息时和运动时都显示缺损，通常反映缺损是由陈旧性心肌梗死后的疤痕组织所致。

核素负荷试验使运动负荷试验的敏感性增加到 90% 以上。这种负荷试验通常叫做铊负荷试验，因为铊是最早使用的同位素之一。今天，许多中心铊的使用已经被其他新的同位素替代。如果您是一位女性，医生会安排您做一个 Cardiolite 心脏核素负荷试验。Cardiolite 含有另一种同位素"锝"，它比铊具有更高的能量。锝的高能量减少了因乳腺组织遮盖出现假阳性结果的机会。

那些不能在活动平板上步行的患者，可以采用药物扩张血管、增加心率或升高血压，并安排用药前后进行核素负荷试验。两种最常应用的药物是双嘧达莫（潘生丁）和多巴酚丁胺。

运动负荷试验如果操作得当是非常安全的。几年前,《美国医学会杂志》(JAMA)报道了 170,000 例运动负荷试验结果,死亡率仅为 1/10,000。无论根据任何标准,这都是绝佳的记录。然而,运动负荷试验必须小心操作,并谨慎解释不同类型的运动负荷试验结果。如果您患有不稳定型胸痛、未控制的充血性心力衰竭、严重的心脏瓣膜狭窄,就不应该进行运动负荷试验。有时心肌梗死可由运动负荷试验诱发。一项研究报道,运动负荷试验引起的心肌梗死和死亡的综合发生率为 1/2,500。

分析核素扫描的结果需要很高的技巧。伪差是指因缺血以外的因素使某区域显示不正常。伪差可通过很多因素影响扫描的结果,其中最常见的是照相机摄影时患者躁动不安导致的运动伪差。乳房可能屏蔽部分扫描射线,尤其是当一种新的同位素没有应用经验时,可能给女性核素负荷试验结果的分析带来困难。

在 20 世纪 90 年代,另一种运动试验发展起来,即负荷超声心动图检查。它不是应用核素扫描,而是利用超声波检查构建心脏图像。超声心动图会在下一节详细讨论,它无需打开胸腔或通过其他任何有创检查,就可以让医生看到心脏跳动的实时图像。它确实革新了心脏病的诊断。通过运动与超声心动图检查相结合,我们可以观察到,正常供血的心肌对于运动的反应是收缩力增强,而运动时缺血的心肌,室壁不能随着运动相应增强收缩力,反而收缩力减弱,变为"懒惰"的区域。因而推论,心脏该区域的供血是"受损"的。

根据我个人积累的负荷超声心动图检查的经验,我认为,对于检出女性冠心病来说,负荷超声心动图检查不如核素负荷试验敏感。许多患有冠心病的女性明显超重,这可能干扰心肌运动超声影像的明确诊断。另外，许多女性冠心病患者吸烟，并患有慢性肺部疾病，这也使超声影像质量下降。正是由于这些原因，当我怀疑一位女性患有冠心病时，常常安排她做核素运动负荷试验。如果检查时一位女性患者心电图有 ST 段压低，但核素扫描正常，则那时可能碰巧她没有明显的冠状动脉阻塞。然而，如果一位患者具有很多危险因素，那么我认为她真的患有冠心病。即使她的负荷试验是正常的，我也会建议她进行冠状动脉造影检查。在过去几年时间里，我见到了许多女性患者，她们做了几次运动负荷试验都正常，但在做了冠状动脉造影检查后发现，她们患有明确的冠心病。

现在知道，女性发生冠心病较男性晚 10 年到 20 年，因此，女性运动负荷试验的准确性低于男性就不足为奇了。请记住，在一个患病率较低的人群中，一个试验检查的阳性预测值较低；在停经前的女性人群中，即使运动负荷试验检查的结果为阳性，冠心病的阳性预测值依然很低。因此，公平地说，与同龄男性相比，运动负荷试验诊断冠心病对停经前女性来说有较低的预测价值。然而，对于老年患者，就没有理由认为女性运动负荷试验阳性结果代表真阳性的可能性低于男性了。

在心电图之后，超声心动图是第二个最常应用的心脏诊断检查项目，也叫做超声检查。超声心动图是一项简便、安全、非侵入性的检查项目，即不需要在身体内置入穿刺针或心导管进行检查。它通过界面反射产生的超声波回波，构建心脏跳动的实时图像。最常应用的是经胸超声心动图，超声心动图仪器能产生和测量声波，可从胸部不同部位采用不同角度构建心脏跳动的实时图像。在少数情况下，医生会安排您做经食道超声心动图检查（transesophageal echocardiography，TEE）。在这个检查中，需要使您镇静，并让您吞下一个易于弯曲、叫做"内镜"的管子，在其内部有超声传感器。经食道超声心动图检查与经胸超声心动图检查相比，会产生更清晰的图像，这是因为食道从口腔直达胃部，正好抵在心脏的后面,因此,在这里缺少胸壁和肺组织对于超声回波的干扰和遮盖。很明显,这是一个带有侵入性质的检查项目,因操作过程需要镇静并且有异物进入人体而可能带来一些风险。

几乎所有具有心脏病相关症状的患者都应该进行心脏超声心动图检查。患有心脏瓣膜病的患者,应该定期做心脏超声心动图检查,以观察疾病的进展,并帮助判断手术的时机。患有胸痛的患者,应该做超声心动图检查,寻找收缩功能不正常的心脏部位,或者判断是否存在二尖瓣脱垂、心包炎、罕见的心脏肿瘤等情况。高血压患者应该进行超声心动图检查以确定患者是否有心肌肥厚。心脏有杂音或怀疑有先天性心脏病的患者也应该做超声心动图检查。简言之,如果您的医生把您转给心脏专科医师诊治,那么很好,您可以做一下超声心动图检查。

像其他任何一种检查一样,超声心动图检查也有一些陷阱。对于患有肺部疾病或肥胖的患者,图像的质量可能会很差。技术员进行检查的经验和医生对于检查结果进行分析的经验,都对检查结果的解读起着重要的作用。有时,因为某些异常征象的记录可能在检查过程中丢失,或与正常比较仅有微小差别而可能被忽略,从而造成不必要的过多检查。然而,最重要的是,超声心动图检查会带给您和您的医生关于心脏的重要信息,本身没有风险,并且几乎没有任何不便。

动态心电图监测器是一种小巧、轻便的装置,可以持续记录心电图,通常可监测24小时。如果医生怀疑您心律不正常(心律失常),或者您感觉头晕或频繁心悸,您的医生会安排您做动态心电图监测。患者常常有期前收缩(早搏)而没有感觉到。即使您没有症状,您的医生也可能根据心电图结果,安排您做动态心电图监测。

在您佩戴动态心电图监测器的时候,做好准确的生活日志非常重要。这样,您的症状才能和您当时的心电图表现联系起来。除了心律失常外,动态心电图监测还可以检出无症状性心肌缺血发作,即患者虽然心肌供血减少,但是缺乏症状。当然,也可能刚好在动态心电图监测时您的心脏处于最好的工作状态。仅仅一次动态心电图监测是阴性结果,并不意味着您的症状与心脏无关。请记住:这就意味着,对于您它应该是阳性结果,但因记录时间内恰无发作,造成了阴性结果。因此,在诊断明确之前,常常需要做几次动态心电图监测。

现在有一种较新的装置叫做事件监测器,它只需在您有症状时启动,如您感到心悸或头晕时便立即开始记录。心电图信号通过电话线传送到记录装置,并传递给您的医生。事件监测器对那些症状发生非常少的患者帮助最大。

在美国和世界各地,每年有几十万例的心导管检查和冠状动脉造影在进行。它们依然是冠心病诊断的"金标准",同时,也为外科医生的瓣膜置换术或修复术治疗方案提供有价值的信息。

在我早年作为一位心脏科专科医生期间,进行导管检查的患者需要前一天晚上住进医院,并且进行导管检查当天,仍需要在医院住院过夜。现在,随着治疗护理技术的进展,以及促使尽可能多的无需住院的患者进行导管检查,大多数心脏导管检查可以在门诊进行。

如果您患有胸痛,根据对您的运动负荷试验结果和危险因素的了解,您的医生会意识到,您可能患有严重的冠心病,那么,会安排您到一个心脏专科医生那里做冠状动脉造影。在冠状动脉造影时,将一个叫做心导管的细的易弯曲的中空管子插入动脉,通常所选动脉位于腹股沟,叫做股动脉,但是有时也选择上肢动脉,即肱动脉(注:现在多应用桡动脉)。造影开始时,无论导管从什么位置插入,首先给予镇静剂,并在穿刺部位进行局部麻醉。在这个过程中,患者躺在一个特制的导管台上,心导管室的房间中配备有X线电影摄影机。穿刺入路的腹股沟部位或手臂用消毒液冲洗消毒,以预防病菌通过插入心导管的小切口进入体内。其间,要连接心电图监测设备持续进行心电图监测。然后,心导管与持续监测血压的仪器相连。患者的血压和心电图就会在电视屏上显示,使医生和护士能够一目了然,即时发现不良事件。另一个显示屏显示心脏和血管的X线影像。您也可能看到这个显示屏,这要看您所在的导管室如何设置这些显示屏的位置。在整个过程中,有一个装置夹在您的手指上,持续监测您的血氧含量。在您周围,是一两个医生、护士和X线机。

到现在,您可能觉得您像一个有数千演员参与的大型史诗电影中的明星。在这项检查过程中,您通常不会感觉疼痛,如果您感觉到疼痛,可能是出了些小问题,应该马上让医生知道。在医生熟练地把导管从腹股沟的股动脉向上送达冠状动脉后,会把造影剂注入冠状动脉,同时采集造影剂沿着冠状动脉进入心肌的X线影像。请记住:心脏通常有两支冠状动脉,每支冠状动脉都有各自专门造型的导管用于造影。每一支冠状动脉必须认真检查,以获得完整的冠状动脉造影的解剖图像。有时造影剂会导致心跳显著减慢,甚至短暂停搏。除了检查的当时可能有这种发生率很低的潜在致命危险外,其余时间危险性很低,但这是令医生惊心动魄的一幕。因此,在这种"突变"之前本来平静、镇定、精力集中的导管室人员会突然一惊,开始用他们最大的声音向您喊话:"咳嗽,咳嗽!"您执行"咳嗽"的指令后,心脏通常会立即活跃起来,并开始以正常心率跳动。咳嗽有利于造影剂更快地从心肌中排出,也正是造影剂造成了心跳减慢。

当医生认为已经获得满意的冠状动脉造影图像后,可能会再次更换猪尾导管,在左心室血液经主动脉瓣泵入主动脉的瞬间(注:此刻主动脉瓣开放),就可进入左心室进行左室造影。造影时通常会使患者感到全身强烈的热感。因此造影时,我常常警告我的男性患者,他们就要体验女性更年期所经历的"潮热"感了。从前,当我还是个年轻医生时,一个刚好做了左室造影的老年女性患者惊叫起来:"哦,医生!您使我感到身体到处都发热,我三十年来再未感觉过这种发热。"

当全部影像检查完成后,拔出导管,并在动脉穿刺处加压直至不出血。然后您必须躺几个小时,以便新形成的封闭动脉穿刺口的血栓不再移位。如果一切顺利,没有任何事情需要马上处理,过6~7个小时后您就可以回家了。

这就是诊断性心导管检查通常所经历的过程。血管成形术是使用特制的导管开通动脉斑块阻塞的治疗过程。它们将在第十章讨论。

当主要因心脏瓣膜病进行心导管检查时,您的心脏专科医生也会测量心脏各腔的压力,计算瓣膜的压力差,并测量每分钟心脏的排血量,即心输出量,也同时测量动脉和静脉内的血氧含量。

一种特殊的导管检查叫做电生理检查(EPS),可用来评估某些心律失常。电生理检查是把导管放置到心脏内部,测量心脏生物电传导系统的各种参数,并且常常有意识地诱发某些心律失常,以便检验药物治疗的有效性。电生理检查过程可能需要很长时间,与常用的诊断性导管检查相比应用较少。目前,电生理检查有了新的可喜进展,即可通过导管消融导致心律失常的不正常的心脏组织,进行心律失常治疗。这也将在第十章进行讨论。

电子束断层扫描是一种特殊的X线检查,用它来检测冠状动脉中钙含量很有效。断层扫描是指采用计算机把经过一个器官各个切面的图像叠加起来,生成一个完整的图像。钙的含量与冠状动脉内的斑块总量相关,但不能识别或量化冠状动脉狭窄的程度。电子束断层扫描仅能在几个中心进行。

另一项特殊的X线检查叫螺旋CT(CT的意思是计算机断层扫描),可用来诊断主动脉夹层(撕裂)。正电子发射断层扫描(PET)是另一类型的研究方法,它尚未被广泛应用。正电子发射断层扫描可以提供有关心肌代谢活性的信息。

心脏专科医生希望有一种安全、简便、无创、经济的检查方法,能够明确每一个心脏病患者的诊断。但是遗憾的是,这样的检查并不存在,在可以预见的将来也不会有。因此,医生必须采用目前能够应用的、尚不完善的检查方法,并且努力运用他们的全部临床技巧,以获得正确的诊断。医生解释检查结果时,还要根据所了解的患者的相关临床情况来综合判断。过度强调一次检查获得的异常检查结果,可能会导致误诊。我想起我父亲在 20 世纪 70 年代第一次跑短途马拉松时的一件事。他不知道长跑运动员在受压部位,如脚踝和乳头处,经常要涂凡士林。在他结束比赛时,左乳头被磨破出血。当他最后冲刺时,我的母亲正在观看比赛,看到出血,她立刻惊叫起来:"天哪!他们射中了你父亲!"当时她全神贯注地注视那"出血"部位,而忽视了我父亲当时正在全速奔跑,并咧嘴大笑,这种情况哪能是枪击伤到胸部呢!

总之,如果心脏专科医生怀疑您患有心脏疾病,就可以安排做多种检查。理论上来说,医生会采集完整的病史,把重点放在您的症状和危险因素上,并会进行心血管系统的体格检查。凭借这些检查和评价中采集到的信息,心脏专科医生会把您送回初诊医生那里,并给予您一个明晰的心脏保健方案;也可能安排您做进一步的检查,或给您开具一种以上的治疗方案。这些治疗方案将在下面一些章节中进行讨论。

(刘刚　刘坤申　译)

第九章

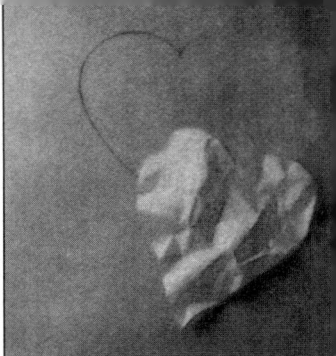

心脏病的药物治疗

本章为您介绍几种用于治疗和预防心脏病的药物。这些药物多数是在 20 世纪的后半叶被发现和合成的。其中只有一个例外是洋地黄,它可能是一种最古老的心脏药物。

洋地黄

洋地黄为玄参科植物毛花洋地黄的提取物。在英格兰,现代医学出现之前,它是有名的民间治疗"水肿"的药物。这种开着鲜花的植物被冠以拉丁文名字"Digitalis purpurea",这就是"洋地黄"名字的由来。现在科学工作者能够确定洋地黄的作用机制,并阐明它改善心力衰竭症状的机制。

最常使用的洋地黄制剂是地高辛。(这一章介绍药物时,先介绍药品的类别名称,然后介绍商品名。)地高辛常用于治疗充血性心力衰竭(CHF)和心律失常,它增强心肌的收缩性,并影响心脏的生物电(心电激动的生成和传导)系统。洋地黄作为标准的治疗心力衰竭的一线药物已有几个世纪,但直到 20 世纪 90 年代,才有严格的科学研究验证了洋地黄是否真正降低心力衰竭死亡的危险。在这项研究(注:DIG 试验)中,共有 7788 例心力衰竭患者被随机分配接受地高辛或安慰剂治疗,治疗后两组死亡率并未发现明显差异。然而,地高辛治疗组因心力衰竭加重需要住院的患者显著减少。当分析是否存在性别差异时,发现地高辛预防女性因心力衰竭反复住院的疗效不如男性。近年来，其他研究也表明，女性患者应用地高辛的死亡率高于男性。这可能是因为女性的体重偏小，当接受和男性同样剂量的地高辛时，更易发生洋地黄中毒。当体内地高辛的浓度偏低时，与男性相比，女性就不存在更大危险性了。

地高辛由肾脏排泄，随着肾脏疾病发病和老龄化，发生洋地黄中毒的血清水平降低。因肾功能随增龄和肾脏疾病发病会明显下降，这类患者需要的地高辛剂量较低。当地高辛血清浓度过高时，患者会恶心、食欲丧失。如果您正在服用地高辛，并发生上述副反应，应马上与医生联系。如果洋地黄血清水平过高，死亡的危险性可能明显增加。（注：洋地黄制剂，以地高辛为例，是一种改善心力衰竭患者临床症状、提高生活质量和降低心力衰竭住院率的药物；但是该药不降低心力衰竭患者的全病因死亡率和心力衰竭死亡率，甚至增加急性心肌梗死的发病率。）

利尿剂

利尿剂是促进利尿的药物。心力衰竭时肾脏保钠潴水，最终导致水肿。肺水肿导致呼吸困难，下肢水肿导致下肢肿胀，以上均可通过应用利尿剂得到改善或消除。呋塞米（速尿）是治疗心力衰竭常用的利尿剂。

许多利尿剂均可使机体丢失一种稳定心律的血清电解质，叫做"钾"。这类利尿剂中的一种常用药是氢氯噻嗪（双氢克尿噻）。还有一些利尿剂，包括螺内酯和三氨碟呤（氨苯碟啶），在利尿的同时，可使身体保钾。如果您正在服用利尿剂，您的医生应该定期化验您的血钾水平。血钾水平过高或过低都会给生命带来危险。

如果您的医生让您服用利尿剂，他（她）会建议您多食富含钾的食物，如橘子和香蕉。另外，医生也会联合应用排钾和保钾的利尿剂。您使用利尿剂时，应问清您的医生，是应用排钾利尿剂还是保钾利尿剂。[注：利尿剂是严重心力衰竭伴有水肿或严重水肿时内科药物治疗的基石。如何恰当、适时、合理地应用利尿剂是医生临床药物治疗基本功的体现，也是挽救垂危心力衰竭患者的关键。请参考《心力衰竭防治之路》（北京大学医学出版社，2005）中

"小剂量，常利尿"和"具有灵性的药物—螺内酯"等章节。]

血管紧张素转换酶抑制剂

血管紧张素转换酶（ACE）抑制剂是最近数十年来开发的一类治疗心力衰竭和高血压的药物。简言之，它们的主要作用是抑制一种酶——血管紧张素转换酶的活性，这种酶导致一种血管强力收缩物质（注：即血管紧张素Ⅱ）的生成。因此，这类药物就叫做血管紧张素转换酶抑制剂，简称 ACE 抑制剂或 ACEI。另外，它们也抑制一种血管舒张因子——缓激肽的降解，使血管更好地舒张。已经证明，ACE 抑制剂使糖尿病患者减少发生糖尿病肾病的危险。同时，它们也能使心脏瓣膜关闭不全（瓣膜漏）的患者减轻心脏负担。

包括数千例研究对象的几个临床试验已经证实，ACE 抑制剂治疗心力衰竭能延长患者的生命。常用的 ACE 抑制剂包括喹那普利、依那普利、赖诺普利、卡托普利、贝那普利和雷米普利。干咳是 ACE 抑制剂最常见的副作用，女性发生率是男性的 2~3 倍。较少见的副作用是过敏反应，可能表现为口腔、口唇、舌和咽喉部水肿；白细胞下降到正常水平以下较罕见，常发生在患有肾脏疾病的患者中。患有肾脏疾病的患者也可能发生肾功能恶化。有时服用 ACE 抑制剂会使血压下降到危险的低水平，在服用此类药物感到头晕或昏厥时，务必请您注意告知医生。孕妇应禁忌应用 ACE 抑制剂，因为它们会使胎儿受到损害或死亡。[注：ACE 抑制剂是心脏病的基本用药，冠心病、高血压、糖尿病、慢性肾病、脑卒中和心力衰竭患者均有明确的用药适应证，请参照《心力衰竭防治之路》（北京大学医学出版社，2005 年）。]

β-受体阻滞剂

当我做住院助理医师时，β-受体阻滞剂还是一种新型药物，刚刚获得美国食品药品监督管理局（FDA）批准。β-受体阻滞剂阻断交感神经系统的作用。交感神经系统兴奋能增强人们的应急反应，使之斗志昂扬，而β-受体阻滞剂能阻断交感神经系统的兴奋作用。不管是休息还是活动，β-受体阻滞剂均能使血压下降，心率减慢。

我们曾经认为，心力衰竭患者应用β-受体阻滞剂是危险的，但是现在已有证据表明，应用β-受体阻滞剂实际上能够改善心脏功能，延长心力衰竭患者的生命。β-受体阻滞剂在治疗心律失常方面有益，能减少心脏猝死的可能性。它们也是冠心病患者的标准治疗药物，显著减少心绞痛的发作次数。常用的β-受体阻滞剂有美托洛尔、普萘洛尔（心得安）、阿替洛尔、纳多洛尔、卡维地洛、拉贝洛尔和比索洛尔。

疲乏是β-受体阻滞剂最常见的副作用，但是仅仅在不到10%的患者中出现。支气管哮喘患者应用β-受体阻滞剂可使喘鸣音增强。因此，这些患者应该避免应用β-受体阻滞剂。抑郁和头昏也可能发生。β-受体阻滞剂也可能掩盖低血糖反应，导致甘油三酯水平升高。当供应下肢的动脉阻塞时，β-受体阻滞剂可能使动脉供血不足导致的下肢疼痛加重。尽管可能有这些副作用，但是多数患者服用β-受体阻滞剂是安全的，并可以挽救生命。

冠心病患者不应突然停用β-受体阻滞剂，因为这样做可能导致心绞痛恶化和急性心肌梗死。普萘洛尔（心得安）——美国食品药品监督管理局批准应用的第一个β-受体阻滞剂，已被报道在极少数患者中导致男性勃起功能障碍。然而，通常应用β-受体阻滞剂是安全的，患者可以很好耐受。除非有不能应用β-受体阻滞剂的充足理由，每个患有心力衰竭和冠心病的患者都应该应用β-受体阻滞剂进行治疗。（注：β-受体阻滞剂是冠心病和慢性心力衰竭药物治疗的基石，目前临床上仅有3种β-受体阻滞剂可用于慢性心力衰竭的治疗，即缓释美托洛尔、比索洛尔和卡维地洛。这些药物应以小剂量慢增量的方式用至大型临床试验中所达到的靶剂量，并会取得极为显著的改善心室重构、缩小扩大的心脏或使严重心力衰竭患者康复的疗效。见《心力衰竭防治之路》。）

硝酸酯类药物

心绞痛通常是女性冠心病发作时的首发症状。然而，与男性冠心病发作时所呈现的典型主诉——胸骨后部压迫感不同，女性心绞痛容易出现于其他位置，例如下颚、后背、颈部和肩部。第一个缓解心绞痛的有效药物是硝酸甘油，它在 1846 年被首次人工合成。1879 年英国内科医生 William Murrell 确定了舌下含化硝酸甘油能够缓解心绞痛，并开始应用它预防心绞痛发作。

硝酸甘油属于有机硝酸酯类药物，其中有几个药物现在用于治疗心绞痛。这类药物扩张血管，减少心脏做功。给患者开处方时，应告诉患者，应用硝酸酯类药物时，他们有可能出现头痛，这是药物起效的明证（该类药物扩张脑血管的作用明显，会导致头痛）。我常常告诉我的患者，第一次应用硝酸甘油时要坐下，因为它可能造成血压突然下降，严重时会导致头晕或晕厥。采用坐位可减少这种事件发生的可能性，并可预防跌倒。

硝酸甘油舌下含化作用时间短，大约 10～30 分钟。若将硝酸甘油以贴片或软膏的形式经由皮肤用药，其作用时间可能长达几小时。在心绞痛治疗中，有一些具有较长作用时间的硝酸酯类药物，包括异山梨醇（Isordil）、硝酸甘油贴片和软膏。

钙通道阻滞剂

在 20 世纪 80 年代，钙通道阻滞剂（钙拮抗剂）在美国被广泛应用。在此之前，它们在欧洲已经被应用多年。钙拮抗剂的作用为扩张血管，并降低血压。实际上，这类药物除了治疗心绞痛外，通常用于治疗高血压。某些钙拮抗剂也减慢心率，可用于不能耐受 β-受体阻滞剂治疗的患者，如哮喘患者。某些短效的钙拮抗剂用于治疗不稳定性心绞痛患者时会增加死亡率。现在，多数患者应用钙拮抗时采用长效制剂。地尔硫卓、维拉帕米、氨氯地平、硝苯地平、非洛地平等是常用的钙拮抗剂。便秘可能是钙拮抗剂的副作用，以维拉帕米更为明显。副作用还包括脚踝部浮肿，更易发生于妇女。如果某些钙拮抗与 β-受体阻滞剂联合应用，脉搏可能严重减缓，直到很危险的地步（注：如地尔硫草、维拉帕米与 β-受体阻滞剂联合应用，则两类药物均应该减少剂量，并密切关注心率和血压的变化），这种情况在老年患者中容易发生。

其他降压药物

许多用于治疗心绞痛和充血性心力衰竭的药物也能降低血压，并用于高血压的治疗。除了上述降压药物外，还有α-受体阻滞剂和血管紧张素Ⅱ受体拮抗剂，两药均能扩张血管。α-受体阻滞剂包括特拉唑嗪、哌唑嗪、多沙唑嗪。血管紧张素Ⅱ受体拮抗剂包括厄贝沙坦、氯沙坦和缬沙坦。当有些患者不能耐受新药时，也可用一些老药，包括可乐定、肼苯哒嗪和甲基多巴。

如果您是老年人或血压非常高，您的医生可能需要给您开一个复合药物处方，以便把您的血压降至安全并有益健康的范围内。现在有许多药物可供选用，您的医生应该能够找到一种有效并能使您很好耐受的复合药物治疗。

阿司匹林和其他抗血小板药物

在欧洲，采用柳树皮提取物治疗发热已经有几个世纪。这种白柳树的拉丁文名字叫做"Salix alba vulgaris"。这类取自柳树的化合物被命名为柳酸盐（水杨酸盐）。其活性成分在1827年被首次分离，并被命名为水杨甙（salicin）。阿司匹林的化学名字为乙酰水杨酸，1899年面世。

血小板是血液中很小的成分，在血栓形成中发挥重要作用。血栓形成中必须有血小板的聚集过程，而阿司匹林可以干扰血小板聚集。当斑块破裂时，阿司匹林降低血栓形成的危险。即使81mg的小剂量阿司匹林，仅仅相当于婴儿使用剂量，也可抑制血小板聚集长达72小时。大剂量阿司匹林可扩张血管，抑制炎症反应。所有这些有益的作用都可以解释阿司匹林在抗动脉粥样硬化中的益处。

对于其他抗血小板药物防治急性心肌梗死（心脏病发病）、脑卒中和心血管病死亡的作用已经进行了研究。许多研究包括数千例患者，证明阿司匹林和其他抗血小板药物可以减少动脉粥样硬化患者发生心血管事件的危险。男性和女性患者同样获益。1988年研究者将很多抗血小板干预治疗的临床试验汇集起来，发现在29,000

名被证实患有心血管病的患者中，抗血小板治疗能使非致死性心肌梗死的发作减少32%，中风减少27%，死亡率降低15%。1994年，另一项荟萃研究入选40,000名以上患者，结果相似。遗憾的是，心肌梗死后女性应用阿司匹林少于男性。[注：在所有的抗血小板聚集药物中，阿司匹林是古老、最廉价、最有效、最有证据的抗血小板聚集药物。其降低心血管病死亡风险和减少心血管事件的疗效，已经经过了大量临床试验的证明。见《冠心病防治之路》（北京大学医学出版社，2006）。]

另外一些抗血小板药物包括抵克利得、双嘧达莫和氯吡格雷[注：氯吡格雷目前最为常用，是目前具有多项大型临床试验证据，并被欧洲心脏学会等多个权威学术组织推荐（Ⅰ级推荐，A级证据）的用于急性冠状动脉综合征后的抗血小板聚集药物，与阿司匹林合用可显著减少心脏事件，降低心血管死亡率和总死亡率。并且在冠状动脉介入治疗术后，与阿司匹林合用，可以抗血小板聚集并预防支架内血栓形成达12个月以上]。这些药物均可与阿司匹林合用，与阿司匹林一样，可能伴随出血的危险性增加。

抗凝血药

如果您做过心脏瓣膜置换术或者患有心房颤动，那么您就可能正在服用华法林。您或许根本不知道您正在服用鼠毒！这种药物的潜在危险性很大，它通过抑制机体某些依赖维生素K制造凝血因子的能力，使血液难于凝固。华法林达到全效抗凝血能力通常需要3～4天。如果您正在服用华法林，您的医生肯定嘱咐您定期检查血液（注：使国际标准化比值保持在2.0～3.0）。正在服用华法林的患者常常被告知避免服用富含维生素K的食物，如绿叶蔬菜，但是我认为这是错误的！食用许多不同种类的蔬菜，其获益会远远超过维生素K帮助凝血因子生成所带来的危害。我告诉我的患者食用健康饮食，我会按需要调整他们的华法林剂量。

食用健康饮食有助于避免饮食结构发生根本变化。不管任何疾病，只要伴有呕吐、腹泻，都应该告知您的医生，以便及时进行血液化验检查，并随时调整华法林的用量。另外，许多药物可能增强或减弱华法林的作用，因此，在您的医生开出新的药物时，务必要让他（她）知道您当前服用的药物。怀孕的妇女应该禁忌服用华法林，否则会引起胎儿致命性出血和/或伴有先天性畸形。最后，若将品牌药"Coumadin"换成华法林的其他商品制剂，那么您过去做的血液凝固检验结果就无效了，您必须重新检查。因此，您必须告诉您的药师，应按同一品牌处方给药（注：华法林用药不能随意更换品牌，否则您的血液凝固检测必须重新进行）。

溶栓药物："血栓爆破剂"

您已经多次读到，大多数的急性心肌梗死是由冠状动脉内斑块破裂和血栓形成引起的。如果血栓完全阻塞冠状动脉管腔，其下游心肌会因持久缺血缺氧而死亡，即发生急性心肌梗死。

在20世纪80年代，数千名被急性心肌梗死剧痛困扰的患者采用一种叫做"溶栓剂"（又称"血栓爆破剂"）的新药治疗（注：溶栓治疗只能应用于发病后出现ST段抬高或新发生的完全性左束支传导阻滞的急性心肌梗死患者）。这些药物的作用是溶解血栓，开通冠状动脉血流。在溶栓治疗的临床试验中，女性占了20%～27%。有些临床试验结果显示，女性患者的临床获益不如男性；而另外一部分临床试验显示，入选患者的死亡率并没有性别差异。但是，几乎所有的试验都显示，溶栓治疗后的女性，尤其老年女性，最可怕的并发症是脑出血，其发生率显著高于男性，女性脑出血的发生率是男性患者的2～3倍。女性患者溶栓后其他部位的出血也多见。因此，溶栓以外的其他血运重建方式，如采用心导管的方法进行冠状动脉介入治疗，可能是老年女性的最好选择（注：现在已经证明，女性，尤其老年女性患者的疗效也不如男性）。实际上，我已经在许多场合问过我所知道的每位心脏科医生，当他们急性心肌梗死发病时，愿意选择溶栓治疗，还是冠状动脉介入治疗。我还未听到一位心脏科医生愿意选择溶栓治疗，而不选择冠状动脉介入治疗。

遗憾的是，患者并非都在具备心导管室的医院附近居住，而现在任何医院都可进行溶栓治疗，却不一定都能完成冠脉介入治疗。

因此，如果不存在溶栓治疗的禁忌症，在冠状动脉介入治疗并非"唾手可得"，急性心肌梗死发病剧烈疼痛的情况下，就应该接受溶栓药物治疗（注：应用溶栓治疗必须是急性心肌梗死发病后出现 ST 段抬高或伴有新发生的完全性左束支传导阻滞，心肌梗死发病在 12 小时内，最好是在 3～6 小时内，这时获益最大）。溶栓治疗的禁忌症包括：未得到控制的高血压（注：血压＞180/110mmHg），有脑卒中病史、近期外科手术史和活动性出血（月经出血除外）。虽然仅有少数正在经历月经出血的妇女接受了溶栓药物治疗，但是已经可以看出在这种情况下用药是安全可靠的。

肝素

肝素是抑制血栓形成的药物，其机制与阿司匹林不同。它是急性心肌梗死和不稳定型心绞痛的标准治疗药物。该药可以静脉直接用药（注：普通肝素在冠状动脉介入治疗时可以直接静脉注射 3000～5000IU，然后每持续 1 小时陆续追加 1000 IU）。另外，一种新型肝素叫做依诺肝素，可以直接进行皮下注射（注：低分子肝素的一种，低分子肝素为分子量 4000～6000 道尔顿的肝素。凝血因子 Xa 为凝血级联过程始动阶段的关键凝血因子。该药抗凝血因子 Xa 的能力明显优于普通肝素，普通肝素抗凝血因子 Xa/抗凝血因子 Ⅱa 为 1∶1，而低分子肝素一般为 2～4∶1，因而有更强的抗血栓能力；而发生出血和其他副作用的风险较普通肝素低）。

Ⅱb/Ⅲa 受体拮抗剂

最新的抗血小板聚集药物为Ⅱb/Ⅲa 受体拮抗剂。这些药物通常在冠状动脉成形术患者身上应用，但也给予某些高危的不稳定型心绞痛患者。这类药物的代表是 abciximab（ReoPro）和 eptifibatide（Integrilin）。

他汀类和其他治疗高血脂的药物

他汀类药物已被证实可以挽救动脉粥样硬化患者的生命。已经有数千名患者参与了冠心病二级预防的研究，旨在确定他汀类药物治疗是否降低死亡率、急性心肌梗死发病率和其他心血管事件的发生率。已经有3项由未诊断为冠心病的人群参与的一级预防试验，研究了他汀类药物对于心血管事件的影响，但是仅有2项入选了女性患者。

一项最大的二级预防试验是心脏保护研究（Heart Protection Study，HPS）。该试验入选了20,000名以上已明确诊断的心血管病或糖尿病患者。其结果于2002年7月在英国医学杂志《柳叶刀》（Lancet）上发表。心脏保护研究的研究对象被随机分配到辛伐他汀组和安慰剂组。试验的主要终点是全病因死亡率、致死和非致死性心血管事件。参加者中女性占25%。心脏保护研究的结果显示，辛伐他汀干预治疗显著降低全病因死亡率、冠心病死亡率，减少致死性和非致死性中风、非致死性心肌梗死的发病。干预治疗组需要血管成形术（冠脉介入治疗）和冠状动脉搭桥术等血管重建手术的可能性也显著降低。这些益处均见于男性和女性，40～80岁的患者同样获益。

心脏保护研究的一个显著特点是对于抗氧化剂也进行了随机、双盲试验。该试验除了使患者随机接受辛伐他汀或安慰剂外，还通过随机分配方法让他们分别服用安慰剂或1片抗氧化剂，每片抗氧化剂包含600毫克维生素E、250毫克维生素C和20毫克β胡萝卜素。结果显示，抗氧化剂治疗与安慰剂治疗相比，全病因死亡率和心血管病死亡率均无显著差异。同样，心肌梗死、致死或非致死性脑卒中发病率，以及接受血管血运重建术（冠状动脉搭桥术和冠状动脉介入治疗）等手术等也无明显差异。癌症的发病率也无显著差异。

其他的二级预防试验也证实了相似的结果。胆固醇与复发事件研究（CARE）也是一个冠心病二级预防试验，结果与心脏保护研究相似。胆固醇与复发事件研究入选了4000多名患者，包括3583名男性和576名女性。这些患者在入选前3～20个月内出现过急性心肌梗死。经随机分配，半数患者接受普伐他汀，另半数患者接受安慰剂。结果显示，普伐他汀组的非致死性心脏事件和冠心病死亡减少了24%，冠状动脉搭桥术和冠状动脉介入治疗等血管重建手术也显著减少。并且显示，普伐他汀组女性患者和男性患者同样受益，而且普伐他汀组女性冠心病危险性降低较男性更明显。女性冠心病死亡和非致死性急性心肌梗死的发生率下降43%，而男性患者仅降低21%。同样，普伐他汀组脑卒中的发生率，女性降低56%，而男性仅减少25%。在本研究中，入选人群的胆固醇水平并不很高，男性和女性的胆固醇水平改善程度相似。

现在回到一级预防试验，目前对于女性的研究仍无结论。第一个入选女性的一级预防试验是美国空军-得克萨斯州冠状动脉粥样硬化预防研究（AFCAPS/TexCAPS）。该研究入选5608名男性和997名女性，受试者具有正常的总胆固醇和低密度脂蛋白胆固醇水平，高密度脂蛋白胆固醇水平较低，无动脉粥样硬化的证据。受试者随机接受洛伐他汀或安慰剂。主要试验终点为致死性和非致死性急性心肌梗死、不稳定性心绞痛或心脏猝死。在洛伐他汀组发生109次主要心脏事件，而安慰剂组发生170次主要心脏事件，应用洛伐他汀干预治疗使主要心脏事件发生率显著降低（当两组比较出现统计学显著性差异时，表明这种差异的出现很可能是干预治疗不同造成的，而不大可能是由偶然出现的"机遇"所致）。在女性中，洛伐他汀干预治疗组出现7次主要心脏事件，而安慰剂组发生13次主要心脏事件。因为女性组中人数过少，心脏事件发生数过少，故导致这种差异并无显著性。

另一项入选女性的冠心病一级预防试验是盎格鲁-斯堪的纳维亚心脏终点研究-降脂支，即该试验的降脂亚组（ASCOT-LLA）。该试验入选患有高血压、年龄在40~79岁，并至少另有3项以上其他心脏危险因素的男性和女性患者，随机接受阿托伐他汀或安慰剂干预治疗。在入选降脂亚组的10,304名患者中，女性有1942名（占19%）。主要终点是非致死性急性心肌梗死发病和冠心病死亡。在3年多一点的时间内，因为安慰剂组发生了154个主要心脏事件，而阿托伐他汀组仅发生了100个主要心脏事件，已经达到明显统计学差异，试验提前终止；同时，阿托伐他汀组脑中风发生率也有显著降低。当单纯分析女性患者时，阿托伐他汀干预治疗组未显示明显获益。女性患者接受阿托伐他汀干预治疗后,总心血管事件和总冠心病事件分别减少20%和14%,但因心血管事件数过少,并未达到统计学上的显著性差异。

我们所了解的底线是他汀类药物干预治疗对于男性的一级预防试验有效。很可能对于女性也有效,只是入选女性太少,结果难以确定。我们可以这样说,对于具有明确心血管病的女性,毫无疑问,他汀类药物降低冠心病和其他心血管事件发生的危险性。

如果我们将所有他汀类药物的临床试验结果汇总起来,那么他汀类干预治疗与安慰剂相比,使死亡或各种并发症(如心肌梗死)的危险性降低20%~30%。

他汀类药物通过抑制胆固醇合成的关键酶发挥作用,并可能具有抗炎作用。另外,他汀类药物也有中度降低主要血脂——甘油三酯的作用。在美国,洛伐他汀、阿托伐他汀、氟伐他汀、普伐他汀和辛伐他汀是常用的他汀类处方药物。2003年,一种新的他汀类药物——罗苏伐他汀被美国食品药品监督管理局(FDA)批准。一般说来,应用一种他汀类药物,预期可以降低低密度脂蛋白胆固醇25%~60%,降低甘油三酯10%~25%,升高高密度脂蛋白胆固醇5%~14%。

虽然他汀类药物具有极好的安全性记录,但也可能出现两个副作用。在用药之前,您的医生会跟您交代。大约1%的患者会出现肝功能异常。因此,用药前、用药12周后、增加剂量时和每隔6个月,您都应该做血液肝功能检查。如果肝功能检查结果超过正常高限3倍以上,应该根据情况减量或停药。活动性肝病患者不应该应用他汀类药物。对于消耗大量酒精的患者,应用他汀类药物要小心谨慎。

另一个更为严重的副作用是肌病或肌炎,以肌痛或肌无力为表现特征,伴有肌酸激酶(CPK)水平升高。肌酸激酶存在于心肌和骨骼肌,当肌肉受损时释放入血。在服用他汀类药物时,如果出现肌痛或肌无力,您应该告知您的医生,尤其在肌痛弥漫、伴有发热或酱油尿时。后者在大量肌肉崩解产物流经肾脏时出现,这种突然增加的肾负荷可能导致肾衰竭。如果您服用他汀类药物时同时应用其他药物，这种危险性会增加。因此，应该告知您就诊的医生您正在服用哪些药物。在服用他汀类药物时，涉及引起肌肉损害的药物包括：环孢霉素（器官移植患者用药）、某些抗真菌药物（Sporanox）、红霉素、烟酸和贝特类降脂药物。肾功能损害也增加这种严重并发症的危险性。需要指出的是，如果您正在服用他汀类药物，并非每次疼痛都是该药引起的，肌肉损害是服用他汀类药物时非常罕见的并发症。当有疑问时，应该告知您的医生进行查体，并取血检验，查明您的症状是由于药物引起的，还是另有其他原因。他汀类药物是救命药物，如无明确原因，不应该随意停药。我也常常告诉我的患者，在服用他汀类药物的最初几天，他们可能有类似流感的症状。这些症状不值得惊慌，也不是停药的理由。经过数天后症状自然消失。

生育年龄的女性应该警惕，他汀类药物可能损害胎儿的健康。如果已经怀孕，应该停用他汀类药物。

纤维酸衍生物-贝特类药物

高甘油三酯血症患者常伴有高密度脂蛋白胆固醇水平降低，这些患者的第一线治疗方案为降低体重。由于吸烟升高甘油三酯，并降低高密度脂蛋白胆固醇，因此，必须停止吸烟。因为酒精可能显著升高甘油三酯，故减少酒精摄入非常重要。您的医生应该让您做血液检查，以便查清您是否患有糖尿病或甲状腺功能减低，这两种病升高甘油三酯。某些药物，包括 β-受体阻滞剂和噻嗪类利尿剂，在甘油三酯升高的家族性疾病患者中，会显著升高甘油三酯。最后，某些妇女患有上述家族性疾病，当给予雌激素时也会出现极高水平的甘油三酯，这种情况见于口服避孕药或停经后雌激素替代治疗。在开具处方之前，您的医生应该弄清您是否正在服用导致血脂升高的药物或患有可使血脂升高的疾病。

如果采用上述措施之后，您的甘油三酯水平依然很高，您的医生就可以给您开一种贝特类药物，包括：氯贝特（Clofibrate）、吉非贝齐和非诺贝特。氯贝特和吉非贝齐对于低密度脂蛋白胆固醇作用轻微，但是升高高密度脂蛋白胆固醇5％～15％，并降低甘油三酯25%～40%。非诺贝特，这种最新的贝特类药物除了降低甘油三酯外，还降低总胆固醇和低密度脂蛋白胆固醇，并升高高密度脂蛋白胆固醇。

贝特类药物可引起胆石症的发病率增高，肝酶升高，但是造成肌肉损害罕见。氯贝特是第一个被美国食品药品监督管理局（FDA）批准的贝特类药物。两项氯贝特大型临床试验并未证明氯贝特干预治疗显著降低致死性急性心肌梗死的发病率，并且在一项研究中，氯贝特干预治疗显著升高心脏原因之外的死亡率。上述研究中的其中一项研究发现，氯贝特干预治疗显著升高心律失常的发生率。正是由于这些安全性方面的考虑，氯贝特临床应用只有一个适应症，即一种罕见的临床情况——Ⅲ型高脂血症（注：表现为甘油三酯显著增高，乳糜微粒残粒和胆固醇增高，称β-脂蛋白紊乱血症或残粒高脂蛋白血症，是由于apoE表型异常引起的乳糜微粒残粒堆积，电泳时表现为宽β-带）。

第二个被美国食品药品监督管理局（FDA）批准的贝特类药物是吉非贝齐。其适应症为甘油三酯＞500mg/dL（注：相当于5.67mmol/L），并且对饮食治疗无反应；或患者低密度脂蛋白胆固醇和甘油三酯增高，并伴有高密度脂蛋白胆固醇降低。研究表明，对于既往有冠心病史的男性患者，吉非贝齐减少急性心肌梗死发病和冠心病死亡，但是该研究是在美国退伍军人管理局医院完成的，并未入选女性。女性应用吉非贝齐是否能够获益并不清楚，但是因为对于65岁以上的女性，只有高密度脂蛋白胆固醇降低是预测心脏事件的惟一血脂异常，因此，这种研究非常有价值。

非诺贝特是最后被美国食品药品监督管理局（FDA）批准的贝特类药物，其适应症为甘油三酯＞1000mg/dL（注：相当于11.33mmol/L）。甘油三酯极度增高达到这种水平可增加胰腺炎的危险。这种并发症伴有严重腹痛，常常是威胁生命的临床情况。非诺贝特同样被批准治疗低密度脂蛋白胆固醇增高和高密度脂蛋白胆固醇降低。现在尚无已经完成的研究证明这种药物能否降低冠心病的危险性。这种研究正在进行中，2005年后才有结果（注：FIELD试验2005年公布结果，它是在2型糖尿病患者中进行的非诺贝特的随机、多中心、安慰剂对照的临床试验。共入选9795名年龄为50～75岁的患者，经过平均5年的干预研究，非诺贝特没有显著减少主要冠心病事件的终点）。

所有这三个药物，孕妇或哺乳妇女均不能服用。在服用华法林的患者中，这三个药物均可导致出血并发症。我想再次强调，每逢医生给您开处方时，您必须告诉您的医生您正在服用哪些药物。

胆酸螯合剂

第一个用于治疗胆固醇升高的药物是胆酸螯合剂。胆酸来自胆固醇，帮助脂肪的消化和吸收。胆酸螯合剂结合胆酸后增加胆酸的排泄，并降低血清胆固醇和低密度脂蛋白胆固醇。考来烯胺（cholestyramine）、考来替泊（colestipol）和colesevelam是这类药物的代表。便秘和严重胃肠胀气是这类药物的最主要副作用。患者往往需要每日服药2～3次。早期制剂为粉剂，需要耐心坚持，服用时必须与液体混合。现在，考来替泊和colesevelam均制为片剂，易于服用。这些药物非常安全，因为它们在体内不被吸收。它们可与他汀类药物合用，不增加肝脏和肌肉损害的危险。某些患者应用胆酸螯合剂会出现甘油三酯水平升高。

胆固醇吸收抑制剂——依折麦布

最新的治疗高胆固醇血症的药物是胆固醇吸收抑制剂依折麦布（ezetimibe）。这是数十年来第一个真正新型的降胆固醇药物。依折麦布阻断胆固醇的肠道吸收，其副作用谱与安慰剂相似。它可以单独应用或与他汀类药物合用。当单独应用时，它降低总胆固醇约15%，降低低密度脂蛋白胆固醇约20%。

烟酸

烟酸是一种B族维生素（B_3），是人们期盼的一种降脂药物。它降低甘油三酯25%～35%，降低低密度脂蛋白胆固醇15%～25%，升高高密度脂蛋白胆固醇15%～30%。另外，没有其他药物升高高密度脂蛋白胆固醇可以达到烟酸这样高的水平。遗憾的是，它具有几种副作用限制了它的临床应用。患者必须每日用药1~2g，此剂量高出成人每日最低需要剂量数倍。当服用这种高剂量时，烟酸通常造成皮肤潮红和瘙痒。开始时服用小剂量，并逐渐增加剂量，或采用阿司匹林预处理，这些副作用通常可以避免。烟酸也可造成肝脏损害；又因其升高尿酸水平，可造成痛风急性发作。另外，在糖尿病或具有糖尿病倾向的患者中，烟酸可以升高血糖水平。

研究表明，冠心病患者应用烟酸治疗可减少非致死性急性心肌梗死的发生，降低冠状动脉斑块进展速度，减少斑块数量和严重程度。遗憾的是，在这些研究中，没有入选足够数量的女性患者，因此，未能证实这些有益效果是否可以推广到女性。

服用任何剂量的烟酸，女性似乎均比男性有更好的降脂效果。它与胆酸螯合剂和贝特类药物合用可能安全可靠；与他汀类药物合用，导致肌肉损害和肝功能试验异常的危险性较大。服用烟酸的患者，应该与服用他汀类药物的患者一样，以同样的间期定期检查肝功能。

鱼油

鱼油含有大量 ω-3 脂肪酸，可以降低血清甘油三酯水平。其治疗剂量为每日 2~4g，需要每日摄入 5~10 个胶囊。如果您正在服用鱼油，您就会嗅到一种类似金枪鱼三明治的气味。不愿服用鱼油时，可以吃鱼每周至少 2 次。ω-3 脂肪酸含量最多的鱼包括鲑鱼、鲱鱼、鲭鱼和鳟鱼。核桃是 ω-3 脂肪酸的另一个良好来源，但是核桃每单位重量比鱼肉含有更多的热量。如前所示，美国心脏协会推荐：患有心血管疾病的患者每天补充鱼油 3g。

抗心律失常药物

如果您的心率异常增快，即快速心律失常，您的医生会让您验血，以除外甲状腺功能亢进。临床上用于治疗快速心律失常的药物分为 4 类。其中两类已经讲过,即 β-受体阻滞剂（Ⅱ类）和钙拮抗剂维拉帕米、地尔硫䓬（Ⅳ类）。心房颤动时,心脏跳动快而不规则,患者感到不适。长时间以来,洋地黄被用于减慢心房颤动患者的心率。另外,心房颤动时,心房失去正常的收缩能力,其中的血液淤滞,这样即易促进血栓形成。血栓脱落流入脑部就形成中风。正因为如此,心房颤动患者应该采用抗凝血药物华法林治疗。抗凝血药物治疗也在人工心脏瓣膜置换术后、脑卒中和急性心肌梗死后应用。

Ⅰ类抗心律失常药物减低心肌的兴奋性,包括:利多卡因、普鲁卡因胺、奎尼丁、双异丙吡胺和氟卡胺。除了用于终止快速心律失常外,这些药物有时也会导致快速心律失常"扭转型室速"（torsade de pointes）。Ⅲ类抗心律失常药物也会造成这种心律失常。这种并发症的发生率,女性高于男性,它会造成心脏骤停。当出现这种心律失常时,相关药物必须立即停用。

Ⅲ类抗心律失常药物包括胺碘酮和多非利特。索他洛尔具有 β-受体阻滞作用和Ⅲ类抗心律失常作用。胺碘酮、多非利特和索他洛尔对于心房颤动的防治有效。[注:除了 β-受体阻滞剂和胺碘酮外,所有抗心律失常药物均会使器质性心脏病和心力衰竭患者增加死亡率,并使心力衰竭患者心功能降低或恶化。胺碘酮是既不增加死亡率,也不降低死亡率的中性药物,对于有心功不全的患者,可能轻度改善心功能;而 β-受体阻滞剂对于缺血性心脏病（可能还有其他心脏病或心肌疾病）伴有的心律失常,有显著抗心律失常作用,并降低全病因死亡率、心血管病死亡率和心脏事件发生率;对于伴有心力衰竭的患者,通过比索洛尔、缓释美托洛尔、卡维地洛等"小剂量,缓慢增量,最后到达大型临床试验达到的靶剂量"的抗心力衰竭治疗后,可使全病因死亡率、心血管和死亡率、心脏猝死（心律失常所致）发生率、心力衰竭恶化住院率显著降低。]

正是由于所有这些抗心律失常药的严重副作用的发生率高,并且缺乏在死亡率方面获益的良好循证医学证据（β-受体阻滞剂和胺碘酮除外）,快速心律失常的治疗正在经历一场革命。以导管为基础的治疗方法和设施,如植入式心律转复除颤器（ICD）,正在被引入心律失常的治疗。这些措施将在下一章讨论。

如果您患有心脏病,医生可以开出数十种药物预防其发病,缓解症状或延长生命。许多药物是最近数十年被引入临床应用的,并且多种新药不断上市。非常重要的一点是,您要严格遵守医嘱用药。在您找医生诊治时,也需要告知您的医生和护士,您正在服用哪些药物,即使它是药店柜台开具的制剂或处方。许多药物一起应用时,会发生相互作用,增加副作用产生的可能性。千万不要不通知您的医生就停用一种药物。千万记住,任何药物都不能代替健康的生活方式,后者将有益心脏健康的饮食和经常而规律的身体运动融入了日常生活。[注:《冠心病防治之路》(北京大学医学出版社出版,2006)详细介绍了许多心血管防治药物临床合理应用的方法和经验,如想详细了解药物的合理应用可以参照该书。]

(张海燕 郭艺芳 译)

第十章

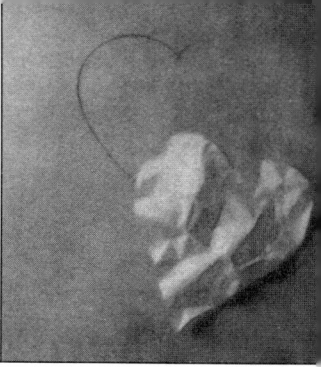

心脏病的介入治疗：心导管治疗

1977 年，瑞士的心脏病学家 Andreas Gruentzig 把远端带有球囊的导管送入人的冠状动脉内，通过加压鼓起球囊来消除冠状动脉内的斑块阻塞。一夜之间，他革新了心脏病的临床治疗实践。而在此以前，对于饱受胸痛磨难并难以缓解的心绞痛患者，为了缓解症状和改善生活质量，惟一的治疗选择就是冠状动脉搭桥手术（CABG）。很快，成千上万名患者接受了这种治疗方法，并将其命名为经皮冠状动脉腔内成形术，简称 PTCA。并且，心脏病学的一个分支——介入心脏病学也随之兴起。现在，更普遍应用的术语是经皮冠状动脉介入治疗，简称 PCI。PCI 是指采用多种类型的导管及其相关装置改善心脏供血的心导管治疗方法。英文"percutaneous"的意思是"经皮"，是指导管被送进血管时经过皮肤穿刺。

尽管经皮冠状动脉腔内成形术的成功率很高，但也存在并发症，包括有 7%~8% 的患者突发急性冠状动脉闭塞，术后前 6 个月内有 30% 的患者出现冠状动脉支架内再狭窄，即冠状动脉支架内又发生阻塞或狭窄。在冠心病介入治疗的早期，有 3%~5% 的患者由于并发症需要做紧急冠状动脉搭桥手术。

在 20 世纪 80 年代和 90 年代期间，研究者发明了多项新技术以降低急性冠状动脉闭塞和再狭窄的发生率。1986 年，J. Puel 博士第一次报道了在人冠状动脉介入治疗中应用支架（图 10.1）。支架和其他特殊设计的导管的导入,大幅度减少了冠状动脉介入治疗并发症的发生率。支架的丝网状结构可以防止介入治疗血管的急性闭塞,而特殊设计的导管对于扩张开阻塞斑块的效果更为确实有效。介入治疗时置入支架大大减少了急诊冠状动脉搭桥手术的需要,现在只有不到1%的患者需要急诊冠状动脉搭桥手术;同时,可显著降低再狭窄的发生率,使其从30%下降到18%。2003年初,药物涂层支架(药物洗脱支架)的导入,基本上排除了支架内再狭窄发生的危险性。虽然"药物洗脱支架"的早期研究结果令人充满希望,但是仍然需要开展更多的研究(注:现在的研究结果已经证实,虽然药物洗脱支架应用后早期再狭窄发生的危险性已经显著降低,但是1年之后,晚期药物洗脱支架相关的血栓形成和冠状动脉再闭塞的发生率显著增高,因此,药物洗脱支架并没有真正获得改善冠心病患者晚期生存率的显著效益)。

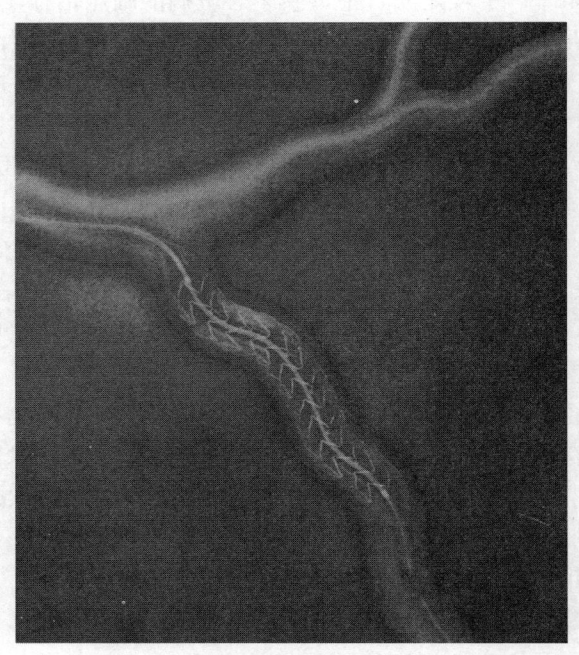

图 10.1　在人冠状动脉内一枚还在展开的支架。

其他一些初始球囊导管治疗的改进方法包括利用激光使斑块气化的装置、冠状动脉斑块旋切装置以及冠状动脉搭桥手术。冠状动脉斑块旋切装置与一个真空装置相连接，从冠状动脉病变部位切去并移走血栓和斑块。这些装置的应用在经皮冠状动脉介入治疗中仅占很小的比例。

1985年，美国心肺血液研究所发表了从1977年到1981年3000例以上患者接受经皮冠状动脉介入治疗的结果，发现女性的成功率为60%，显著低于男性的成功率（66%）。另外，术后女性的死亡率（1.8%）是男性（0.7%）的两倍。而急性心肌梗死的发生率和急诊冠脉搭桥手术没有发现显著的性别差异。这项研究结果被美国心肺血液研究所1993年发表的另一项研究所证实，发现对于经皮冠状动脉介入治疗的并发症，如出血和股动脉穿刺局部并发症，女性是独立危险因素。这些并发症以及女性较低的成功率，一般认为是由于女性冠状动脉细小所致。然而，经历经皮冠状动脉介入治疗的女性与男性相比，年龄偏大，患有糖尿病、高血压和心力衰竭的可能性更大，这些也可能是上述情况发生的原因。

1997年间，一项研究对美国1000多家医院接受经皮冠状动脉介入治疗的218,548名患者进行了分析，结果发表在2001年的《美国心脏病学杂志》（Am J Cardiol）。该研究显示，急性心肌梗死时植入支架恢复血流的女性患者的死亡率（4%）是男性患者（2%）的两倍。即使没有心肌梗死，植入支架的女性患者的死亡率也是男性患者的两倍。并且该研究证实，不管有无急性心肌梗死，接受单纯经皮冠状动脉介入治疗（PTCA）或植入支架术的女性都具有较高的住院死亡率。这些差异可能部分与女性的平均年龄偏大，以及她们不良的心血管病危险因素谱有关。

另一项研究回顾了1994年到1998年期间接受经皮冠状动脉介入治疗的患者，数量与上述研究相似。结果发现，与男性相比，女性患者的死亡率较高（1.8%比1.0%）、中风发生率较高（0.4%比0.2%）、血管并发症的发生率较高（5.4%比2.7%）。然而，调整了临床危险因素和体表面积（注：体表面积是身材大小的尺度，一般不能以身材大小衡量并发症发生率）后，虽然女性和男性冠状动脉介入治疗的死亡率相似，但是，女性经历冠状动脉介入治疗后，需要反复住院进行介入治疗、中风和血管并发症的风险依然显著高于男性。该研究的作者认为，人的身材而不是性别，是冠状动脉介入治疗后死亡率的独立危险因素（注：女性与男性相比，普遍身材较小，冠状动脉较细，因此，实际上还是说女性是冠状动脉介入治疗后死亡率增加的独立危险因素）。

2002 年 1 月，关于女性经皮冠状动脉介入治疗的研究在《美国医学会杂志》（JAMA）上发表了可能是最好的消息。这项研究回顾了一组共 1937 名急性心肌梗死患者接受经皮冠状动脉介入治疗的结果，其中有 502 名女性。尽管女性患者的平均年龄（70.3 岁）比男性患者（60.7 岁）大接近 10 岁，但女性与男性的一年存活率相似。调整了年龄因素后，女性的一年死亡率还低于男性。鉴于老年女性患者应用溶栓药物并发症的发生率较高，这项研究的结果表明，发生急性心肌梗死的女性患者应该尽可能接受经皮冠状动脉介入治疗。

此外，还有一些较少见的临床情况可应用心导管进行治疗。在罕见的情况下，患有二尖瓣狭窄的患者（注：在我国风湿性心脏病二尖瓣狭窄并不罕见，还十分常见）可以采用经皮球囊瓣膜成形术。即使外科手术存在禁忌症，仍可采用经皮球囊二尖瓣成形术治疗。该技术应用一根远端制成球囊的导管，将球囊部位恰好跨二尖瓣瓣膜放置在狭窄的二尖瓣上，当给导管内快速注入液体造影剂时，就使狭窄的二尖瓣扩张开来（注：初始向导管内注入少量含有稀释造影剂的液体，使导管远端球囊膨大，而近端球囊很小，呈亚葫芦形，然后回拉导管，当遇到阻力时，亚葫芦形的球囊恰好跨在二尖瓣口上，继续强力、快速推注预定的液量，球囊则呈圆棒形，可以迅速扩张狭窄的二尖瓣开口）。现在，这种导管介入治疗已经很少进行（注：在我国许多地方，风湿性心脏病二尖瓣狭窄还十分常见，经皮二尖瓣球囊成形术仍然做得很多）。有时一种由导管释放的装置可以用于封堵先天性心脏病的房间隔缺损，即左右心房之间的一个孔道。这种介入治疗主要在儿童期完成。它也可用于成年患者，封堵先天性心脏缺损〔注：先天性心脏病，包括房间隔缺损、室间隔缺损和动脉导管未闭等，只要无肺动脉高压造成的右向左分流，并且其解剖部位适合导管封堵，均可采用 Amplatzer 封堵伞（哑铃形）封堵治愈〕。

对心脏病学产生巨大影响的其他经皮介入治疗是某些心律失常的介入治疗。心律失常的经皮介入治疗是在配备特殊设备的心导管室内完成的。治疗时，特制的心导管通过腹股沟区的穿刺孔插入血管内，与普通心导管检查相似（注：以上叙述的治疗措施是心律失常的射频消融治疗。它是一种采用非外科手术方法消除导致快速心律失常的异常生物电通路的方法，通过对心脏内部各个局部生物电图形及传导顺序的分析，可以明确异常生物电通路的准确部位，并通过发放射频电流进行消融治疗，以达到阻断异常生物电通路的目的）。

一些患者的快速心律失常是由附加旁路引起的，除了正常的房室交界区外，这种附加旁路可以在心房和心室之间传导生物电活动。在 Wolff-Parkinson-White 等作者首先描述这种附加旁路后，这种临床情况即以他们的名字命名，称为吾-巴-怀综合征，简称为 W-P-W 综合征。这些患者常常发生非常快速的心律失常，很难用药物控制。有时他们发生的心律失常是致命性的。现在，可以采用电生理检查的方法将附加旁路准确定位，并由特制的导管发放射频电流进行消融治疗。电能、激光、微波和冷冻都被用于消融附加旁路，但是后面这些能量并不常用。射频电流导致导管尖端的组织"发热"，当温度超过华氏 122 度（注：相当于 50 摄氏度）时，与导管密切接触的组织就会发生细胞死亡。通常这是无痛的治疗过程，但是有时也可能有些不适。在室上性心动过速伴有附加旁路的患者中，射频消融治疗的成功率大约为 85%～90%，重要并发症的发生率大约为 2%，死亡率大约为 0.2%，大约 8% 的患者会发生心律失常复发（注：目前中国医生的成功率高达 95%～97%，重要并发症的发生率和死亡率已经极低）。

射频消融术也用于治疗起源于心房和心室的心动过速（一种异常快速的心律失常）。遗憾的是，射频治疗用于消除心房颤动尚处于初始研究阶段，而心房颤动大约累及1～2百万美国人。而且，目前不清楚这种治疗是否会长期有效。

　　射频消融术治疗心律失常没有显示出性别之间的差异。一旦射频消融治疗成功，患者就不用再服用抗心律失常药物，这使患者免去了生活中心动过速发作的痛苦和药物的副作用。

　　总之，经皮冠状动脉介入治疗已经使得心脏科医生不必求助冠脉搭桥手术，就可以扩张狭窄的冠状动脉，增加心脏的血流。经皮冠状动脉介入治疗可以预防多次急性心肌梗死，并使心绞痛患者过着较为正常的生活（注：一般说来，经皮冠状动脉介入治疗，可能使急性冠状动脉综合征患者改善生活质量，保护心脏功能，降低心脏事件的发生率和死亡率，但不能使稳定的冠心病心绞痛患者预防心肌梗死）。同样，导致心律失常的心脏异常通道部位的射频消融治疗，也使得患有这些疾病的患者生活得更舒适，从而避免了经常服用具有严重副作用的抗心律失常药物。这里，我们可以满怀信心地期待，在未来的几年中，这两种心脏介入治疗方法会进一步改善，并精益求精。

（张海燕　郭艺芳　译）

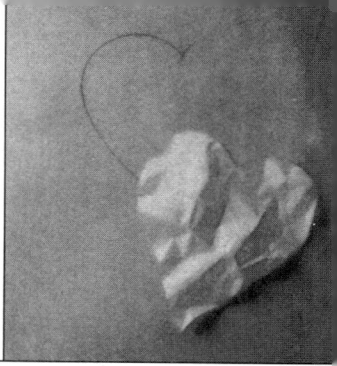

第十一章

心脏疾病的外科治疗

在当今社会，心脏外科手术治疗已经非常普遍，以至于我们都忘记了，在人类历史长河的大部分时间里，心脏外科手术都是闻所未闻的。在我幼年的成长阶段，一个"紫绀的婴儿"或有心脏杂音，常常等于判决"死亡"。历史上，第一个用外科手术治疗的心脏病是心脏瓣膜病，尤其是二尖瓣狭窄，即左心房和左心室之间的瓣膜口狭窄。早在1902年，Lauder Brunton 首先在英国医学杂志《柳叶刀》上提出外科手术有可能治疗这种心脏病。1923年，Cutler 和 Levine 把这种可能性变成了现实，成功地扩张了狭窄的二尖瓣，并在《波士顿医学外科杂志》上进行了报道。人们之所以为之轰动，正是因为他们没有借助人工心肺机的帮助，而是在跳动的心脏上完成了手术。直到现在，它依然具有新意。在之后的20年间，外科手术进一步成熟、精细。到20世纪40年代后期，美国和英国的医疗中心都在开展心脏外科手术。

很早人们就认识到，一些瓣膜需要被修复成形或者置换，然而，这在人工心肺机发明之前是不可能做到的。借助人工心肺机的帮助，外科医生可以使心脏停搏，而血液循环和氧合功能（为血液供氧）由人工心肺机来完成。人工心肺机以及由它完成的工作叫做"心肺转流"（Cardiopulmonary bypass），即"体外循环"。体外循环使"迷魂阵"式的心脏手术变成了现实，这可能是老一辈心脏专家只有在做梦时才会想到的。在20世纪40年代和50年代，许多科学家为体外循环的开发贡献了力量。第一例成功的手术——房间隔缺损修补术于1953年完成，患者的血液循环完全由人工心肺机完成。

1961年，Starr和Edwards首次报道二尖瓣置换手术成功。从此以后，新型优质的人工瓣膜不断问世，这些人工制作的瓣膜有机械瓣膜，也有来自猪或牛组织的生物瓣膜。

目前，需要进行瓣膜置换术的最常见的疾病是主动脉瓣钙化性狭窄。虽然，这种疾病男性比女性更常见，但结果是手术的人数男女相当。外科医生也开发了修补某些瓣膜漏的方法，原来需要置换的瓣膜现在可以采用修补成形术治疗。一般来说，与冠状动脉搭桥手术不同，瓣膜修补成形术和瓣膜置换术的手术效果没有性别差异。许多研究中心报道，对于单纯的心脏瓣膜手术来说，手术死亡率和术后并发症没有显示性别之间的差异。

许多先天性心脏病在儿童期就能得到诊断和矫正治疗。然而，常常有些人，尤其是一些房间隔缺损患者，在成年后才得到诊断。如果缺损太大不能用导管介入技术进行封堵，可行外科手术进行修补，且手术风险性很低。

在20世纪60年代，Sones和Shirey在克利夫兰医疗中心开发了冠状动脉造影术，应用X线显影剂显示冠状动脉的血流和轮廓。这就使得心脏科医生能够在X线荧光屏上准确定位冠状动脉狭窄的部位和严重程度。1967年，即我从医学院毕业的前一年，同样是在克利夫兰医疗中心，Favaloro和Effler开始做冠状动脉手术。他们从患者腿上取下一条静脉血管，将其一端缝合在心脏之上的主动脉上，而另一端缝合在冠状动脉狭窄的远端（图11.1）。这就是第一例有效增加心脏供血的外科手术——冠状动脉旁路手术，又叫做冠状动脉搭桥术（CABG）。这种手术迅速在全球推广，每年完成数万例。时至今日，冠状动脉搭桥术已成为美国最为普通的开胸心脏直视手术。

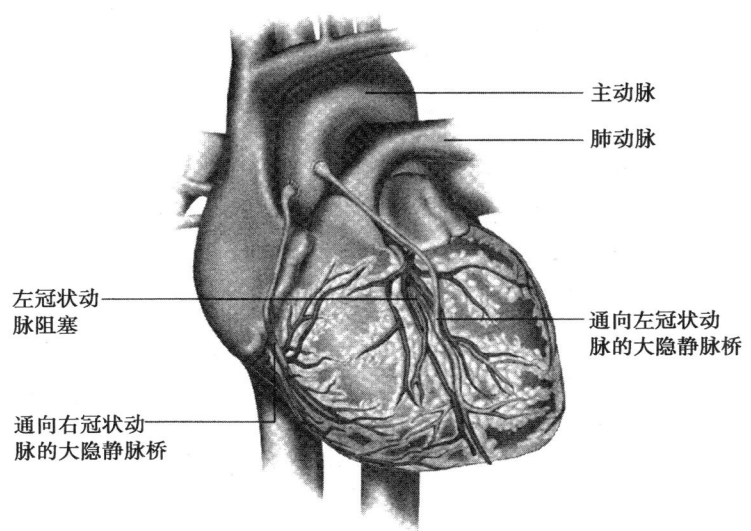

图 11.1　冠状动脉旁路手术。它包括从身体的其他部位取出血管，并架起"血管桥"，使血流绕过冠状动脉狭窄部位，为心脏供血。

在进行冠状动脉旁路移植术的早期，接受手术的大多是男性患者。美国胸科医师学会一直维持着一个自愿参加的数据库，专门注册在美国和加拿大经历开胸直视心脏手术患者的数据。1980年，美国接受冠状动脉旁路移植术的患者，83％为男性，17％为女性；到1990年，其比例数变为73％为男性，27％为女性；到1997年——资料可利用的最后1年，在美国，女性接受冠状动脉旁路移植术患者的比例仅有轻度上升，达到30％。加拿大的数字与美国相似。因此，虽然已经有较高比例的女性接受冠状动脉旁路移植术，但是，鉴于冠心病在老年女性中的发病率很高，与预期数字相比，她们依然仅占较小的比例。

这个数据库也有助于死于冠脉旁路移植术患者危险因素的收集。长时间来，女性的死亡率持续高于男性。1997年接受冠状动脉旁路移植术的女性死亡率为3.89％，男性死亡率为2.30％。其实在开展冠状动脉旁路移植术的早期，人们就发现了这种差异。产生差异的原因是复杂的。正如我们已经注意到的，女性患冠心病的

第十一章　心脏疾病的外科治疗

平均年龄倾向于比男性延后 10~20 岁。在女性患者接受冠状动脉旁路移植术时，她们不仅超过男性平均年龄大约 3 岁，而且更易患有糖尿病、高血压，或者具有心力衰竭病史；她们也比男性更容易患有肾衰竭等，更需要紧急或急诊手术。持正面意见的学者却认为，接受冠状动脉旁路移植术的女性，具有较少的陈旧性心肌梗死病史，有较好的心脏功能，冠状动脉病变较少；因此，女性接受冠状动脉旁路移植术的前景正在改善。2003 年的一项研究显示，虽然女性患者在冠状动脉旁路移植术前和术后的病情较男性患者更为严重，但是她们死于冠状动脉旁路移植的病死率并没有显著增高，这样的结果过去就已经记录到了。女性手术并发症的危险性较高与她们身材较小有关。女性的身材相对矮小、体重较轻，从而体表面积小于男性。多项研究把人的体表面积与冠状动脉的直径联系起来，一项研究检查了大约 1000 人的冠状动脉直径后发现，与男性相比，女性冠状动脉主支的直径相对较小。

　　进行冠状动脉旁路移植术时，传统方法取患者腿部的静脉作为旁路移植材料，为有病变的冠状动脉"架桥"。一种更好的方案是医生另外选用一支动脉"架桥"。现在心脏外科医生具有广泛经验的做法是，选用胸腔的内乳动脉或腕部的桡动脉。通常动脉桥与静脉桥相比，发生病变或不通的可能性较小。遗憾的是，取动脉"架桥"比取静脉"架桥"要耗费更长的时间。到 1 年末时，选用的内乳动脉"桥"95％是通畅的，相比之下，静脉"桥"只有 93％是通畅的；到 10 年末时，83％的内乳动脉"桥"是通畅的，而静脉"桥"只有 41％是通畅的。内乳动脉桥的益处可以持续维持 20 年。

　　实际上，冠状动脉旁路移植术是较大的外科手术。我常常告诉我的患者，如果没有手术并发症，患者可能需要住院 5 至 7 天左右，出院后还要在家休养几个月才能恢复健康。我也会告诉患者，冠状动脉旁路移植术后患者常常出现抑郁。值得庆幸的是，抑郁状态几乎总是持续时间短暂，如果持续时间不是很长，可用药物治疗。遗憾的是，冠状动脉旁路移植术后抑郁状态发病与术后 5 年内心脏事件增加有关。并非所有患者都适合冠状动脉旁路移植术，然而该手术是左冠状动脉主干病变（阻塞）、左心室功能严重受损，以及糖尿病伴有多支血管阻塞性病变时应选择的手术方法。

随着冠状动脉介入治疗和支架的广泛应用，现在接受冠脉旁路移植术的患者与 20 世纪 70 年代相比已经发生了显著变化。现在接受冠状动脉旁路移植术的患者年龄更大，疾病更多。与 30 年前相比，目前接受冠状动脉旁路移植术的患者很可能为女性、症状不稳定、三个主支均有病变，或者曾经接受过冠状动脉旁路移植术或冠状动脉介入治疗。

冠状动脉旁路移植术的并发症包括心肌梗死、出血、切口感染、肺炎、中风和心律失常。虽然有这些风险，但是我们清楚地知道，冠状动脉旁路移植术可能延长患者寿命，并缓解心绞痛症状。当患者经过合理的药物治疗后，仍有妨碍正常生活的心绞痛发作，或者冠状动脉斑块病变的风险较大，那么，冠状动脉旁路移植术可能带来的获益就会超过潜在风险。我有许多冠心病患者 20 多年前做了冠状动脉旁路移植术，至今都精力充沛，仍能够胜任工作。既然现在接受冠状动脉旁路移植术的冠心病患者几乎都常规服用他汀类药物，以降低胆固醇水平，我们完全可以期待，他们会比他汀时代以前经受手术的患者生活得更美好，寿命更长久。

最近，在心脏外科领域，又出现了许多激动人心的技术进展。这些技术进展使手术更安全，患者术后恢复得更快。一种新的装置能够固定心脏，可使外科医生在不用体外循环机的情况下进行冠状动脉旁路移植术。这就避免了应用体外循环机可能出现的并发症，如脑中风、需要输血及其他临床情况。脱离体外循环泵或微创的侵入性冠状动脉旁路移植术对于老年患者特别适用。这些患者与年轻患者相比，过去患有中风、肾病、肺病和晚期动脉粥样硬化等内科疾病的可能性更大，所有这些都会增加外科手术的危险性。同样，外科医生也会采用胸部和大腿小切口,以减少手术后麻醉止痛药物的应用。

缓解心绞痛的一种新方法是激光打孔心肌血运重建术,几个医疗中心正在研究这项技术。该技术是指经左胸切口暴露心脏,应用激光能量在心肌的缺血区定向"燃烧"出心肌供血孔道。对于不适合冠状动脉旁路移植术和冠状动脉介入治疗的患者,激光打孔心肌血运重建术被证明有效。有几个研究将顽固难治性心绞痛患者随机分为药物治疗组和激光打孔心肌血运重建组,结果显示,与药物治疗组相比,激光打孔心肌血运重建组的患者心绞痛改善较好、心脏事件较少、再住院率较低。有些研究证明,激光打孔心肌血运重建术可以改善心脏功能,但是这并不是学术界一致的意见。有一些心脏专家认为,激光打孔治疗可能通过刺激血管新生发挥疗效,但对这种观点还存在争议。其他专家认为,心绞痛缓解可能是由于激光干扰了支配心脏的神经。无论真正的机制如何,激光打孔心肌血运重建术已经为许多没有其他治疗选择的难治性心绞痛患者缓解了心肌缺血性疼痛(注:激光打孔心肌血运重建术的疗效仍然不肯定,其疗效尚未得到大型临床试验证实。对于极为严重、药物治疗无效,甚至不能进行冠状动脉旁路移植术和冠状动脉介入治疗的患者,您可参考北京大学医学出版社 2006 年出版的《冠心病防治之路》,其中介绍了多种难治性冠心病心绞痛和心力衰竭的诊治经验。如果仍然不能解决,可与主译者刘坤申联系)。

世界上首例心脏移植手术于 1967 年 12 月在南非由 Christian Barnard 医生完成。一直到 1971 年 3 月,世界上共有 65 个中心进行了 170 例心脏移植手术。早期的手术结果是十分凄凉的,一年内死亡率为 85%。因此,在抗心脏供体排异的新方法被开发出来以前,当时的许多中心停止了心脏移植手术。

只要外源性的物质进入人体,一种免疫反应(对抗异物的反应)就发生了。体内的白细胞和一种叫做抗体的物质会攻击外来组织，并消灭它们。20世纪80年代早期，人们发现了一种新药，并引起了移植外科领域的革命。环孢素可以选择性地阻断免疫反应，并延长移植脏器的寿命。20世纪末，全世界超过300个中心开展心脏移植手术。目前，在接受心脏移植术的患者中，约46％是由于患有终末期冠心病，另外46％患有其他类型的心肌损害（心肌病），3％患有瓣膜疾病，约2％患有先心病（心脏移植术已经在婴幼儿中进行），2％是重复心脏移植，其余是各种各样的罕见临床情况。

许多中心进行心脏移植术时，一般除外70岁以上、患有其他器官或系统的严重疾病、癌症或胰岛素依赖性糖尿病的患者。一些中心的手术适应症还排除了肥胖患者。在等待心脏供体时，一些患者需要心脏辅助装置的帮助，以度过等待期。所有的心脏辅助装置都伴有严重出血和血栓形成的危险。

绝大多数的心脏供体来自突然死亡的健康人，例如脑出血、意外事件或枪杀。提供心脏供体的人年龄最好不要超过55岁。来自加利福尼亚州的一项调查显示，在1995—1998年间，供体的平均年龄为37岁，男女分别占59.5％和40.5％。

女性患者接受心脏移植手术的比例较小。美国器官共享联合网络的资料显示，2000年共进行了2197例心脏移植手术，其中586例（占36％）是女性患者，2001年接受心脏移植手术的女性患者占心脏移植总人数的37％，与2000年大致相似。

接受心脏移植手术的患者，通常必须终身服用抑制免疫反应的药物。术后患者常要服用多种药物，包括环孢素和甾体类固醇激素强的松。这些药物有许多严重的副作用，包括增加感染和患某些癌症的危险性。除非心脏的供体来自基因相同的孪生子，否则都需要终生服用免疫抑制药物。

移植的心脏容易发生另一种并发症，即冠状动脉加速发生动脉粥样硬化。术后5年，20％～50％的移植心脏会有冠状动脉粥样硬化。因为移植的心脏没有神经支配，患者即使有冠状动脉阻塞，也不会有心绞痛的症状。但是，在1988—1998年的10年间，根据斯坦福一家移植量很大的移植中心的调查，接受心脏移植手术的患者

1年、5年、10年的生存率分别为85％、68％和46％。这是很值得认真思考的，因为所有这些心脏移植的患者都患有终末期心脏病，在心脏移植时，他们的预期寿命不超过几个月。

起搏器和植入式心脏复律除颤器（ICDs）需要外科手术植入。虽然严格说来，它们是导管介入治疗，但是我还是把它放在这一章节介绍。因为这些装置越来越小，植入时的外科手术也越来越简单。现在，埋植起搏器或植入式心脏复律除颤器常常由特殊培训的心脏科医生来完成，而不再像几年前一样，需要心胸外科医生来完成。人类第一次成功开发并植入起搏器是在1950年，而第一次成功应用植入式心脏复律除颤器是在1979年。

起搏器与植入式心脏复律除颤器包括两部分：一部分为电池能量发生器，通常埋入胸廓上部锁骨下部的皮下；另一部分由起搏电极导线组成，经锁骨下静脉插入，然后向前推进，直至进入右房或右室（图11.2）。这两种装置都由电极导线负责向心脏传送小量的电能，刺激心脏跳动（例如起搏器）或终止异常的心脏节律（例如ICDs）。

安装起搏器只需要局部麻醉和适当镇静就可完成。医生借助X线荧光屏的指示，将起搏器或植入式心脏复律除颤器的电极导线放至正确的目标位置。

起搏器可以预防心脏跳动慢至危险的程度。它们具有感知功能，当感知到心率下降至预先设定的心率以下时，就会刺激心脏跳动。某些起搏器也能感知患者的运动状态，并相应增加起搏频率。有些患者出现心动过速和心动过缓交替发作，这些患者安装起搏器后，就可方便医生用药，减少快速心律失常，而不必担心这些药物会加重心动过缓。

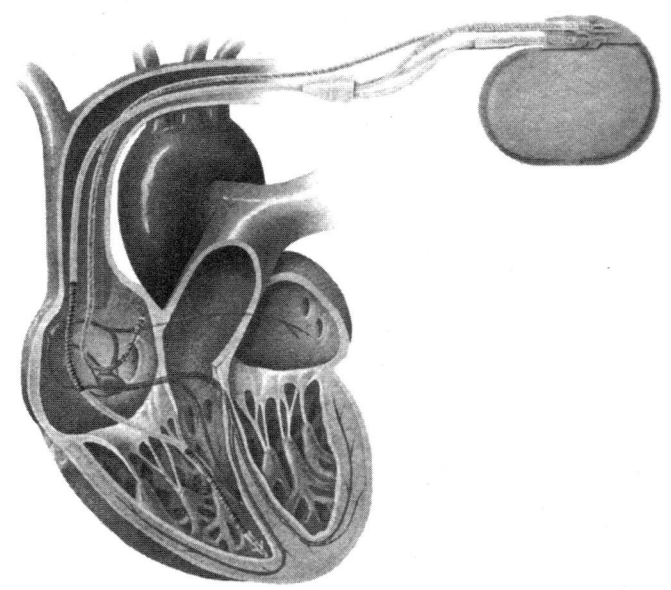

图 11.2 这种装置是植入式心脏复律除颤器（ICD），它能够感知心律失常，并给心脏发放一次"电击"脉冲，使心脏恢复正常心律（Copyright © 2003 Guidant Corporation）。

心室颤动是引起心脏猝死的最常见原因，每年美国约出现350,000例以上心脏猝死，大多数是由于心室颤动所致。心室颤动是指心室产生紊乱的、极端快速的电激动，并丧失协调一致的收缩功能。出现心室颤动时，心室往往是抖动而不是跳动。心室颤动可以出现在急性心肌梗死患者或没有已知心脏病的人群。少数情况下，一些年轻运动员会死于胸部钝伤，例如篮球的撞击。这种情况下，心室颤动的出现是由外部给予的打击进入了心动周期的易损期造成的。有些家族性疾病也容易导致其亲代发生这种常见的致命性心律失常。有些药物也与心室颤动相关联，恶名昭著的是可卡因。另外，严重的心功能不全是出现心室颤动的高危因素。如果心室颤

第十一章 心脏疾病的外科治疗 139

动不能在4～5分钟内采用电击及时终止，恢复到正常节律，患者就会死亡。

当患者的心率超过了一定范围时，植入式心脏复律除颤器就会感知到，然后发放一个小的"电震击"（电除颤），使患者恢复正常的心脏节律（注：植入式心脏复律除颤器在感知心律失常，并识别为室性心动过速或心室颤动后才会发放电脉冲，使患者恢复正常心律）。许多有关植入式心脏复律除颤器的研究表明，在发生心室颤动的高危患者中，植入式心脏复律除颤器在改善生存率方面明显优于抗心律失常药物。对于冠心病伴严重心功能不全患者，采用植入式心脏复律除颤器治疗与抗心律失常药物相比，更能延长患者的寿命。Douglas Zipes医生参与了其中一项植入式心脏复律除颤器的临床研究，他形象地比喻道："植入式心脏复律除颤器就像在胸部配备了一个'急诊室'。"

一些植入式心脏复律除颤器同时具有起搏器功能。周围的某些电磁场可能造成植入式心脏复律除颤器和起搏器的功能失常。安装起搏器的患者通过机场安全检查门时，金属检测器会发生报警。如果安装了起搏器或植入式心脏复律除颤器，不要让别人拿着手提式金属检测仪在起搏器的电池附近晃动，这可能会造成起搏器的功能暂时失常。微波炉通常隔离良好，它们不是我们担心的干扰原因；但是其他可能造成干扰的来源包括：电焊机、电子防盗系统、大磁铁（这就意味着您不能进行磁共振检查）、CB或业余无线电天线。当您应用便携式电话时，应该将其放在埋植起搏器的对侧接听（注：如果起搏器在右侧胸壁埋植，您应该放在左耳接听）。当患者植入这些装置时，应该给予他们一个"植入证明卡"，标明植入装置的信息。这些资料应该在应用金属检测器的场所，如机场或其他安检场所提前出示。

起搏器另外还有新的、令人振奋的用途。对于我的一位名叫Sal的患者，这种起搏器的应用被证明有激动人心的效果。Sal身材魁梧，50多岁，患有心肌病8年多，他已经从一个体力充沛的人，变得连穿鞋都会气喘吁吁。他不能工作，这使他很压抑。心脏超声心动图显示，他的左心室收缩非常弱。我建议他安装新型的起搏器治疗。在起搏器植入几小时内，他就说，他感觉好像变成了一个新人。他活动时一点也不气短。他的起搏器植入几个月后，再次复查心脏超声心动图显示，他的左心室已经恢复正常搏动。

研究显示，左右心室同步起搏常常能改善衰竭心脏的功能。如果早期的检查结果有应用指征，所谓双心室同步起搏很可能革新我们的心力衰竭治疗。我们可以采用测量心脏射血分数来随访心力衰竭的进展。射血分数是指心脏每次搏动由心室射出的血量占心室舒张末期容积的百分比，我们可以通过心脏超声测量这个参数，其正常值为55%以上。当心肌功能开始衰竭时，射血分数下降，因为体内的脏器得不到正常所需的血液供应，心力衰竭就发生了。Sal安装了双心室同步起搏器后射血分数从20%上升到了55%。两个医疗器械公司，美敦力公司和Guidant公司生产的双心室同步起搏器，已经通过了美国食品药品监督管理局的批准。如果您患有严重心力衰竭，不要害怕，可以咨询您的医生，看您是否可能从这些装置之中获益。［注：上面所讲的心力衰竭患者神奇的起搏器治疗，即三腔双心室同步起搏器治疗，适应症是心室QRS波群明显增宽>0.12秒的心力衰竭患者。根据大型临床试验研究结果，该治疗措施可明显降低心力衰竭患者的死亡率，并改善心脏射血分数和生活质量，只是价格比较昂贵，每例约需人民币10万元以上。根据我们的经验，严重心力衰竭患者采用中医中药扶正培本和强化的ACE抑制剂、β受体阻滞剂和螺内酯治疗，不但大部分患者心功能改善，而且使大部分扩张型心肌病患者恢复正常心脏大小或达到完全治愈。请参照北京大学医学出版社出版的《心力衰竭防治之路》(北京，2005)，或与主译者刘坤申联系。］

总之，心脏外科手术挽救了成千上万名患者的生命，并提高他们的生活质量。在过去的50年间，直视心脏外科手术走过了一条漫长的成功之路。从一种少见的、风险极高的治疗方法，演变成了人们习以为常的治疗心脏病的手术，从新生儿到九旬以上老人都可以接受。多个冠状动脉旁路移植术的调查显示，女性患者术后30天内的死亡率高于男性。一些研究者认为，女性本身就是手术后果不良的危险因素；而另一些研究者则不同意上述意见，认为女性患者的年龄偏大、糖尿病和高血压的患病率较高,以及体表面积较小(身材矮小,相应冠状动脉也细小)才是真正的原因。然而,对于术后效果差异的关注,不应导致延迟女性患者的手术治疗,因为男性和女性患者具有相似的长期预后。

(张海燕 郭艺芳 译)

第十二章

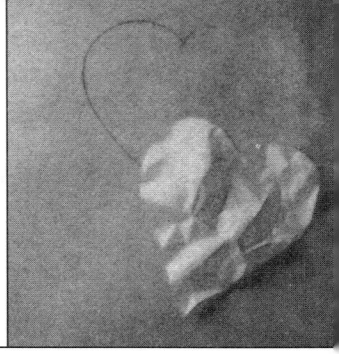

医学上的"性别偏差":是"事实"还是"故事"?

如果您真想惹恼一群男性医生们,您就暗示他们,医学上存在性别偏差。男医生们会提出强烈抗议,讲他们给予女性患者与男性患者同样的医疗待遇。如果翻阅医学文献,就会发现文献对这种问题的看法存在争议。一些文献认为医学上的确存在性别偏差,而另一些文献则持相反的意见。我是强烈支持存在性别偏差的。我认为,医学上不但存在性别偏差,而且是大量的。虽然与上一千年相比有所减少,但是它依然盘踞在我们周围。现在,让我们通过一些资料回顾一下。

1964年,当我进入医学院读书时,女医学生占当时美国医学生的8.9%。入学前,Barnard学院医学预科的辅导员告诉我,为了能够被录取,我必须比大多数申请入学的男生取得更好的成绩,并且要使我申请的学校招生委员会确信,在我医学职业生涯中的某些时刻,即使是生养孩子和供养家庭,我也决不掉队。5年后,女医学生的比例没有明显增加,只占9.1%。我入学考试后10年,女医学生占到了医学院入学新生的22.4%。

在这期间发生的变化就是妇女运动的萌芽。男女同权主义者的鼓动使女性角色发生了翻天覆地的变化。1973年,最高法院删除了反对人工流产的法律,让女性更大程度上掌握了生育的权利。在几乎所有生活侧面中,书籍上都充满了针对女性的、遍布于文化中的、大部分还未受到检查和纠正的性别偏见的印记。随着越来越多的女性从事了先前只有男性才能从事的职业，她们开始了改革运动。在医学上，女性要求入选临床试验。

在心脏病学中，有许多验证各种药物对于心脏事件发生率的临床试验，过去基本上系统排除了女性为入选对象。心血管病等同于"男性"的疾病，并且研究者设想来自男性的试验结果可能适用于女性。直到1986年，美国国立卫生院才鼓励临床试验入选女性患者。7年后进展甚微，美国国会才通过了一项法律，指令在临床试验中必须入选女性患者。

从那时起，在大多数有关心脏病药物或心脏病治疗措施的大型临床试验中开始入选女性；然而在这些临床试验中入选女性患者的人数与女性实际患心血管病的人数并不相称。有关心力衰竭药物干预治疗的8个主要临床试验共入选17,758名患者，仅有17％为女性；有关降低胆固醇药物干预治疗的19个临床试验入选了46,240名患者，女性只占19％；关于溶解血栓的176项临床试验入选259,179名患者，女性只占24％。如果考虑2000年的调查结果，即全部心血管病死亡的53.5％发生于女性，而仅46.5％发生于男性，那么，您就会理解，在这些临床试验中，女性的入选率是如何低得可怜！如果我们检查一下女性患心脏病或疑及患心脏病时所接受的治疗，也会发现男性和女性之间迥然不同。1987年纽约市亚伯特·爱因斯坦医学院的研究者们发表了一项包括390个连续患者进行核素负荷试验研究的结果。该试验在1992年和1993年完成。研究者们发现，运动试验阳性的男性患者40％转诊做了冠状动脉造影检查，然而，仅有4％的运动试验阳性女性患者转诊做冠状动脉造影检查。研究者们还发现，上述10∶1的比例与年龄无关。研究者们对于他们的资料冥思苦想，做了某些统计学分析，得出结论，决定转诊做心导管检查（冠状动脉造影）的性别差异，并不能全部由运动负荷试验敏感性的性别差异或冠状动脉疾病发病率的性别差异来解释。这些发现也使人联想起了另一个问题——是否冠状动脉搭桥术在女性中也应用过少。

1991年，一项大型临床研究结果发表，它回顾研究了马萨诸塞州49,623例和马里兰州33,159例出院患者的住院资料。该研究检查了1987年因冠心病住院患者的记录。研究者发现，在这两个州中，患者做冠脉造影检查的男女比例数分别为28%和15%，男性高于女性。而进行冠状动脉搭桥术或经皮冠状动脉成形术的男女比例数分别为45%和27%，同样是男性高于女性。研究者得出结论，因冠心病住院的女性患者，与男性患者相比，进行主要诊断和治疗步骤的机会明显较少。20世纪90年代，也有其他多项研究进行了相似的报道。

美国心肌梗死注册研究是由全国1200多家医院输入的一个观察性数据库。每家参与医院输入每个急性心肌梗死患者的资料。在1990年9月到1994年9月间，350,000多位患者患有急性心肌梗死。这些患者的资料分析发表在1998年的《内科学年鉴》（Archives of Internal Medicine）上。研究者发现，与男性相比，女性急性心肌梗死患者年龄偏大（平均年龄72.4岁，而男性平均年龄65.8岁）；即使控制了年龄因素，女性患者的死亡率仍然较高；不管是否使用溶栓药物，女性患者更容易出现心脏破裂。当这些溶栓药物用于女性患者时，与男性相比，治疗平均延迟14分钟，并且女性患者更可能发生大出血的并发症。另外，与男性患者相比，女性患者较少服用阿司匹林、华法林或β-受体阻滞剂等药物，也较少接受冠状动脉造影检查、介入治疗和冠脉搭桥手术。研究者得出结论，与男性患者相比，女性患者的死亡率较高，至少部分可能与她们较少应用溶栓药物治疗，较少接受冠状动脉造影检查、介入治疗和冠状动脉搭桥手术，较少应用阿司匹林、华法林或β-受体阻滞剂等药物有关。

性别偏差也表现在一种最新的、应用射频治疗某种心律失常等新技术的应用中。导管消融是治疗某种特殊类型的心律失常——室上性心动过速的选择性治疗措施。2003年，《美国心脏病学会杂志》（JACC）的一篇文章报道，女性患者转诊做这种治疗比男性要晚得多。该研究包括了894名连续患者转诊做导管消融治疗，其中有418名男性和476名女性。出现症状后,女性患者接受射频消融的时间比男性晚28个月,并且转诊之前,女性患者比男性患者接受了更多的药物治疗,她们也比男性患者有更加严重的临床症状。

多项研究表明,射频消融的成功率和并发症发生率在男女之间并没有差异。研究者注意到,过去的报告提示,与男性相比,女性心动过速患者的症状更大可能是由于惊恐、焦虑或紧张所致。这些可能延迟了心动过速的诊断时机。

1999年,一项标志性研究在声望极高的《新英格兰医学杂志》上发表。该研究旨在验证是否医生的偏见造成了冠心病男女患者转诊的不均衡。出席1997年度美国医师学会年会(American Collage of Physicians)或1996年度美国家庭医生学术年会(American Academy of Family Practice)的内科医生,应邀参与了一项临床决策研究。共有720名初诊医生应邀参与,其中31%是女性医生。8种"角色"分别扮演下面几种可能出现的临床情况的不同组合,包括年龄(55岁或70岁)、性别、种族(白种人或黑人)、冠心病危险水平(高或低),以及其他的临床变量等,应用这些资料来模拟一系列标准接诊中的"患者",参与的医生观察记录下来接诊"患者"的资料,并按要求给予其他相应的临床资料,然后初诊医生可以提出进一步检查和治疗的建议。结果表明,患者的种族和性别是独立影响初诊医生如何处理胸痛的因素。在调整了冠心病的患病几率后,女性患者被转诊接受心导管检查(冠状动脉造影)的可能性比男性少40%;黑人女性比白人男性被转诊接受心导管检查(冠状动脉造影)的可能性少60%。该资料没有把男性和女性医生分开进行分析,以观察是否存在两性医生之间的性别差异。然而,人口普查资料和各种各样的国家调查资料表明,55岁以下的黑人女性冠心病死亡率是同年龄组白人女性的2倍以上。45岁以下的年轻的黑人女性中每100,000名就有11.3人死亡,死亡率高于黑人男性(每100,000名黑人男性中有9.2人死亡,而每100,000名白人男性中仅有5.9人死亡)。55~64岁之间的黑人女性,急性心肌梗死的发病率是同年龄组白人女性的2倍以上。整体来看,黑人女性年龄调整后心血管病发病率比白人女性高72%。

关于性别、种族差异的另一项研究发现，因胸痛进医院求医的患者，心电图检查率存在差异。美国心脏病学会（ACC）和美国心脏协会（AHA）建议，不管年龄和性别，所有到急诊科就诊并主诉胸痛的患者，都应该常规检查心电图。然而，国家医院急救医学调查（National Hospital Ambulatory Medical Care Survey）回顾研究了1995—1998年间因胸痛到急诊科就医的3356名患者后发现，对于这项建议的执行情况并不如意。如果患者就医的原因是由于损伤或患者死在急诊科，则该病例从本研究中排除。本研究包括1668名男性和1702名女性。2891名患者做了心电图。男性做心电图的可能性显著高于女性（86％比82％），并且白种人做心电图的可能性显著高于黑人（85％比80％）。在年龄小于55岁的患者中，女性和黑人做心电图的可能性显著低于男性和白人，黑人女性患者做心电图的可能性最小；而在年龄大于55岁的患者中，男女之间、种族之间没有明显差异。

即使在心脏和雌激素/孕激素替代研究（HERS）这种标志性研究中，仍然发现，黑人女性患者与白人女性患者的治疗和预后有显著差异。该研究入选的2763名对象中，包括218名黑人女性，所有入选对象均为已经诊断的冠心病患者。但是研究发现，黑人女性患者发生心脏事件的可能性为白人女性的2倍；尽管如此，黑人女性患者与白人女性患者相比，采用阿司匹林或他汀类降胆固醇治疗的可能性更小。黑人女性患高血压的可能性更高，而高血压得到控制的可能性较低。另外，黑人女性与白人女性相比，患有高水平低密度脂蛋白胆固醇的可能性更大，但是低密度脂蛋白胆固醇水平达到冠心病降脂目标值的可能性更小，即低密度脂蛋白胆固醇目标值＜100mg/dl（注：相当于2.6mmol/L）。研究者得出结论："需要采取干预措施来改善所有女性，尤其是黑人女性的合理治疗和危险因素控制。"

调查医生性别及其对心导管检查（冠状动脉造影）性别偏差影

响的一项研究发现，与男性相比，女性患有心肌梗死时，无论她们由男性医生或女性医生治疗，被转诊进行心导管检查（冠状动脉造影）的几率均较小。该研究包括 100,000 名以上的患者，调查了 1994 年 1 月到 1995 年 2 月间住院治疗的患者，即使调整了基线差异以后，由男性医生治疗的男性患者进行心导管检查（冠状动脉造影）的可能性最大，而由女性医生治疗的女性患者则进行心导管检查（冠状动脉造影）的可能性最小。无论女性患者由男性医生治疗（女性心导管检查率为 38.6%，而男性为 50.8%），还是女性医生治疗（女性心导管检查率为 34.8%，而男性为 45.8%），女性患者的心导管检查（冠状动脉造影）率都低于男性患者。研究者得出结论："主要由男性医生对待女性患者导致的性别偏差，并不能解释急性心肌梗死后患者应用心导管检查（冠状动脉造影）的不均等；另外，男性医生和女性医生有关女性患者处置的共识态度，可能降低了女性患者心导管检查（冠状动脉造影）和治疗的应用比例。"

男性医生和女性医生对待女性患者倾向于一种共识的态度，认为女性更趋向于情绪化。因此，常常认为她们的症状很可能是心理因素引起的。在纽约州立大学的一项研究中，给男女医学生们两个病例，一个是 48 岁的男性患者，另一个是 58 岁的女性患者，他们具有相同的心血管危险因素和症状，并且这些症状中一半是工作压力造成的。工作压力这个因素的加入，使对患者的诊断和转诊显现出明显的性别偏差。一般说来，男性和女性医学生将焦虑的男性患者转诊给心脏科医生，而大部分医学生将焦虑伴有相同症状的女性患者转诊给心理科医生。

另一项研究采用电视录像放映接诊患者的方式，让女演员表演有心脏病症状的患者。女演员以两种截然不同的方式表演她们的症状，一段录像表演忙于工作，而另一段录像是更为戏剧性的表演。两组内科医生观看了接诊患者的电视录像。在两套接诊录像中，女演员应用了相同的剧本原稿，而医生疑及的诊断却根据他们观察到的演员的表演不同而不同。在电视录像表演忙于工作时，有 50% 的几率被疑诊心脏病；而做更为戏剧性的表演时，仅有 13% 的几率被疑诊心脏病。同样，医生观看更为戏剧性的表演时，安排做进一步的心脏检查的可能性也大大减少。

另有一些研究力图否认在疑诊心脏病的女性患者的治疗或评价中存在性别偏差。一项研究发现，学院式的心脏专家转诊进行心导管检查时，女性比男性少（18％比27％），这种差异完全是女性中冠心病发病率较低的反映。另一项研究发现，冠状动脉造影后发现有显著冠状动脉病变的患者中，有相等数量的男性和女性患者（分别为44％和46％）转诊做冠状动脉旁路移植术。有些医生对他们的行为进行了辩护，认为他们转诊女性患者进行积极治疗的机会少于男性，主要是因为女性患者采用这些积极治疗措施预后不良所致。与早期冠状动脉搭桥术和经皮冠状动脉介入治疗的研究结果不同，1998年大型冠状动脉搭桥术-经皮冠状动脉介入治疗血运重建研究报道，具有多支血管病变的女性冠心病患者接受血运重建术后，院内死亡率与男性相似，而5年生存率高于男性。

如果我们考察一下真实的数字，不难得出结论，女性所接受的治疗强度不如男性。美国心脏协会在其《2002年心脏病和中风统计学新进展》中特别提到：1996年美国完成的472,000例门诊心导管检查（冠状动脉造影）中，37％是在女性中进行的；1999年完成的601,000例血管成形术中，仅有34％是在女性中进行的；2000年完成的2,198例心脏移植中，仅有27％是在女性中进行的。

最后，女性患者往往较迟才意识到症状是由心脏病引起的。许多研究显示，女性患急性心肌梗死时就诊时间大约比男性患者晚1小时。然而，一旦到达急诊室后，女性做心电图或接受治疗需要比男性等待更长时间，对于这一点，女性本身并不应该受到责备。女性可能很少考虑自己会处于心脏病的危险中，因此，可能经常忽视那些自身出现的、常常促成男性患者紧急赶往医院的症状。最近，来自苏格兰的一项研究发现，女性患急性心肌梗死时，常常首先打电话给她的医生，而男性则径直进入急诊科。女性也可能喜欢较温和的治疗，而不大喜欢选择侵入性治疗。

我相信，随着对医生和女性自身教育的增加，在男性和女性心脏病患者诊断和治疗中存在的性别差异，即使不会消失，也会显著下降。我写本书的目的之一，就是将降低女性心脏病发病危险所需要的知识教给她们，武装她们的头脑，使她们提高对心脏病症状的认识，早期识别和防治心脏病。

清晰简明的病史是送给医生最好的礼物。我在医学院读书时，老师告诉我们，没有获得明确的病史就不可能做出正确的诊断；同样，只有知道真正的诊断，才能获得明确的病史。这个过去的谚语至今仍然具有一定的真实性，即患者能够准确叙述她的症状将使医生的工作更为简化。如果您觉得您的症状可能来自心脏，不要怕，要坚持做一次心脏检查。如果您认为您的症状微不足道，是"擦皮"小恙，或将症状归于紧张，那么您可能要找心脏科以外的医生就诊。

怎样才能找到您可以信任的医生？我的观点是，如果您患有心脏病，或者怀疑自己患有心脏病，那么最好找一名有执照的心脏科医生就诊。这样的心脏科医生已经完成了3年的内科住院医生培训，然后在国家承认的心脏病训练课程中又做了3～4年的高年资医师（fellowship）。在"fellowship"培训期间，受训的医生成长为能够完成和解读各种心脏诊断检查试验、熟悉各种心脏病全程评估和治疗的专家。他们在选修学习科目的第四年，可以选修血管成形术、电生理检查，或集中精力研究核医学。在完成"fellowship"培训之后，委员会授予证书的候选医生必须参与并通过一个广泛全面的考试。只有那时，他们才成为委员会承认的执业心脏科医生，并授予证书予以证明。在您当地的医学会，会有一份委员会承认的、在当地执业的心脏科执业医生名单。另外，许多医院有转诊服务业务，可以指导您到委员会承认的心脏病专家那里，这些心脏病专家均配备执业医护人员。

目前，越来越多的医院建立起专门诊治女性心脏病的中心。在这里，女性的主诉会被医护人员认真听取，并且这里的医护人员非常熟悉女性心脏病的临床表现可能与男性不同。由我担任主任的Miriam医院女性心脏中心，正是位于新英格兰南部的这样一个中心。最后，还有许多在线网址可以帮您找到心脏科医生。美国医学会网址正是这许多网址中的一个，它可以提供美国数千名开业医生的信息。

在您找到了一名有能力的心脏科医生以后，则别无选择，就得和他面对面地讨论您的病情。您的保险公司在支付评估检查费之前，可能需要您从以前的初诊医生那里开出一份转诊手续。预先警告：如果初诊医生把患者转给心脏专家的次数超过预先设定的数量，一些保健组织将会给予初诊医生经济惩罚。因此，您若是断定有心脏病，就要坚持转诊。在首次约定前，您要把病史好好组织一下，以便能够提供清晰、简明的症状描述，并提供准确的家族史或社会史。在回答医生的提问时，一定要真实。医生肯定信守保密原则，对您所讲述的信息严格保密，除非您允许这些信息可与其他卫生专业人员共享。很明显，这不适用于下述情况，即如果信息不公布，其他生命将会陷入危险中。举例来说，如果您告诉您的医生，您已经决定买一支枪，枪杀您的老板，那么等待您的将是公安局的"造访"。

人们是否感到与医生相处愉快，从他们的行动中就可以看出来。千万不要去找一位匆忙、漠然、居高临下的心脏科医生；而要找一位心脏专家，他（她）能花费时间详细询问病史，进行彻底的体格检查，并且能够详细耐心地解释需要什么检查项目和什么药物，以及为什么要这样做。这样的医生将是您可以完全信赖的医生。请您牢记，他或她就是应该受到那种荣誉的医生。

请记住，什么也代替不了一位值得信赖的、热心照顾您的医生。您和您的医生应该结成治疗联盟。您必须最大程度地积极推行健康的生活方式，同时您的医生也必须积极处理那些损害您健康的危险因素。有时，当我告诉我的患者必须进行根本的生活方式改良时，例如停止每天吸烟两包的习惯，他（她）们会说道："啊！医生，反正有一天我们都是要死的。"我的回答是："没错！我的良苦用心就是使您在走向'第二世界'（阴间）之前保持健康。"死亡是不可避免的，但是在死亡之前，数十年患病并遭受疾病的折磨是可以避免的。在许多方面，您如何度过生命的最后岁月是由您自己决定的。

（张海燕　郭艺芳　译）

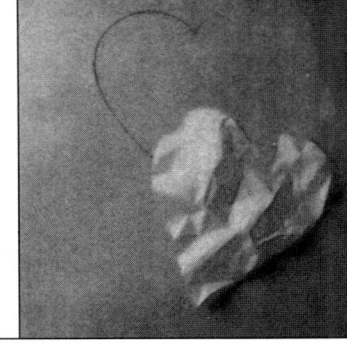

第十三章

地平线上的曙光：新的以及正在涌现的治疗方法

过去的 40 年，人们诊治心脏疾病的能力可谓突飞猛进。我们能以更有效的药物治疗手段来调整心血管病危险因素，能以更复杂的外科手术和医疗器械矫正器质性心脏病。科学研究中所获得的知识使这些医学进展成为可能。20 世纪后 50 年是人类历史上史无前例的医学知识"爆炸"的时代。我们可以预测，这样的发展趋势将会持续存在。在本章节，我们将简要向您介绍心血管领域近年发生的令人振奋的几件"大事"。

最近，两类治疗心绞痛的新药相继问世。一种是钾通道激活剂。欧洲一项临床试验证实，与安慰剂组相比，此类药物（尼可地尔）不仅能缓解心绞痛的发作，而且可以减少心脏事件的发生，降低住院率和死亡率。基于此类药物的安全性和有效性，美国食品药品监督管理局（FDA）预期将批准尼可地尔在美国上市。

第二种抗心绞痛的新药是脂肪酸氧化抑制剂。此类药物能改善缺血心肌细胞的新陈代谢，使其更有效地利用血液提供的氧气。虽然国外科学家们对这类药物进行了广泛的实验研究，但与尼可地尔一样，目前还未在美国批准上市。以上两种抗心绞痛的新药在男性和女性中都进行了试验研究，结果显示对两者均有效。

然而，治病必求其本！倘若我们不仅仅治疗心绞痛的症状，而是标本兼治，终止疾病的病理发展过程，生长出没有斑块的新的冠状动脉,那该有多好啊!血管再生是指新的血管形成和增殖的过程。科学家们已经发现几种能刺激血管发生的生长因子,并且已经在狗和猪身上进行了相关研究。实验证实了这些生长因子在人体的安全性,但是它们的剂量和最佳给药方式尚不明确。同时,我们也不明确在人体内是否能真的生长出新生血管。人们正在进行更多的研究,以回答上述问题。

试想,如果我们不仅能生成新血管,还能培育出一颗完整的新的心脏,那不是更好吗?这将是未来研究中最令人心动的领域。最近人们谈论最多、最耀眼的一颗"明星"就是"干细胞",它成了科技新闻的焦点。干细胞是在组织培养中具有无限分化能力的细胞,能够分化为特殊的细胞。干细胞可以是全能干细胞,可分化成人体的任何组织或器官;也可以是多能干细胞,可分化为人体的大部分组织或器官。例如,一颗受精卵就是全能干细胞。在人类,受精卵由一个细胞分裂成两个细胞,两个变成4个,4个变成8个。大约受精后4天,并经过若干个细胞分裂周期后,形成胚泡。胚泡的外层是胎盘,内层细胞则发育成胚胎。内层细胞即是多能干细胞,它们能分化为人体大部分组织和器官,但是并非全部的组织或器官。目前,人类只能从体外受精胚胎组织或终止妊娠的胎儿组织中分离出多能干细胞,并由此引发了一系列矛盾与争议,因为西方一些国家法律及宗教均禁止堕胎。2001年8月,美国总统布什宣布了干细胞使用法案。他强调联邦基金胚胎干细胞研究只限于世界上目前已提取出的胚胎干细胞群。自法案公布之日起,禁止再从新的胚胎中提取干细胞。他注意到,作为私立研究的成果,人们已培育出了数十个干细胞系。他声明,应用这些干细胞系进行研究是允许的。民间资助的干细胞研究项目可以自由使用任何来源的胚胎干细胞。

全能干细胞进一步分化后,三胚层多能干细胞失去一些分化潜能,变成单胚层多能干细胞。单胚层多能干细胞分化成具有特殊功能的细胞。骨髓干细胞和皮肤干细胞便是两个典型例子,它们分别分化为各种形式的血细胞和皮肤细胞。骨髓干细胞持续不断的更新着我们机体的血细胞,皮肤干细胞也是如此。这两种生命所必需的干细胞可以在成年人、儿童和胚胎中发现。遗憾的是，并非所有形式的单胚层多能干细胞都可以在成年人的组织中找到。我们还没有分离出心脏的多能干细胞。然而，相信随着研究的不断深入，会有更多的发现呈现在我们面前。

  动物及人类实验研究发现，在特定条件下，单胚层多能干细胞能够分化成与来源组织不同的组织细胞。例如，鼠和人体实验都证实骨髓干细胞能分化成肝脏细胞。另一个实验与心脏密切相关，发现小鼠的骨髓干细胞也有分化成心肌细胞的能力。结扎小鼠冠状动脉造成心肌梗死后，将小鼠骨髓干细胞注入小鼠梗死的心肌周围组织。9天后，研究者发现，68%的坏死区域有新生心肌细胞生成。这些骨髓细胞不仅分化成了新的心肌细胞，同时也分化成了新的血管内膜细胞和平滑肌细胞。实验结果也显示，与未接受骨髓干细胞注射的对照组小鼠相比，接受骨髓干细胞注射治疗的这些小鼠梗死面积更小，心功能更好。然而，人类骨髓干细胞也能"变"成心肌细胞吗？迄今为止还没有对人类做过诸如此类的实验研究。然而，法国的研究人员报道了令人振奋的研究成果，他们将由患者大腿提取的干细胞移植到心脏，结果喜人。他们描述了一名72岁患有心肌梗死的男性，医生将他的大腿肌肉干细胞移植到心脏已经坏死的心肌组织内。18个月后的尸体解剖发现，移植的细胞已经存活并充分发育，而且具有部分心肌细胞的功能。

  成人干细胞的利用存在诸多限制。并非所有类型的细胞和组织都能找到干细胞。另外，干细胞含量极微，很难分离和纯化，且数量随年龄增长而降低。它们可能含有较多的基因突变，因为它们的DNA终生暴露于有害物质，诸如药物和烟草之下。为了获得成人干细胞，不得不采取一些超出平常处理方法的侵入性手术步骤，例如，获取神经干细胞用以治疗癫痫的惟一途径就是去除部分大脑组织，这绝对不是一种微小的创伤。尽管存在如此多的限制，成人干细胞研究项目仍然得到了联邦基金的支持，并将继续进行下去。

让干细胞生长成一颗新的心脏,我们还有很长的路要走,但针对所有形式的干细胞研究将持续下去,这将为我们打开人类生长发育的秘密。干细胞研究会让我们更好地了解细胞分化、分裂的过程,进而识别出控制这些进程的基因。可以相信,除了我们仍需要付出沉重代价的少数瘟疫外,这种知识能够让我们治疗和预防动脉粥样硬化、癌症和先天性缺陷,以及其他疾病。

  20世纪医学界的成就令人震惊。我们相信,21世纪科学家们将会超越前人,将健康的人类生命拓展到做梦都难以想象的极限。

(姚丽霞 郭艺芳 译)

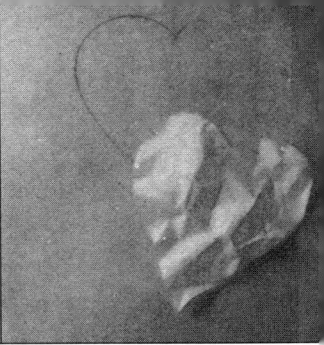

第十四章

回顾医学史
(宝贝,我们已经走过了漫漫长路!)

本章并未涉及如何保持心脏健康的内容。但是,如果谦逊是智慧之源,那么,我希望您和我一样,保持谦逊,虚心了解一下我们人类在疾病治疗艺术方面所取得的巨大进展,它们起于"星星之火",终于成长为我们今天予以承认并实践的医疗奇迹。描述医学史的书籍很多,本文不再赘述许多为医学做出重要贡献的重要个人,只是力图涉及在这漫漫长路中的几个至高点,正是它们构成了整个医学史的津梁。

现在存世最早的医学著作出现在大约五千年前。公元前3000年,神农氏在他的著作《神农本草经》中记载了大量的中草药和毒药,包括鸦片、砒霜和铁等。几百年后,中国现存最早的医学典籍《内经》问世了,此书据称为黄帝所著。该书最早对血液循环进行了描述:"心主血,诸血皆属于心……心朝百脉,如环无端,川流不息。"遗憾的是,这些医学知识当时未能传至西方。直至四千多年后,英国医生才对血液循环有了正确的认识。

大约公元前3000年,古埃及一位名叫塞克赫德(Sekhet'enanach)的医生治愈了法老的鼻部疾病,受到法老的奖励,将其自画像刻于石碑上。过了一代人左右,古埃及人中最有名的医生——伊姆贺特普(Imhotep)是公元前3000年左右埃及佐塞尔(Zoser)法老的大维奇尔(Grand Vizier,相当于宰相)。他不仅是一位著名的政治家和建筑家,死后还作为医圣被人崇拜了许多世纪。

《汉谟拉比法典》是世界上存世最早的法律,由巴比伦国王汉谟拉比(Hammurabi)所制定。汉谟拉比的统治时代大约在公元前1948—1905年,他将法令刻于石柱之上。这部法典包含了最早有关如何行医的条款。它宣布:"如果医生为绅士治疗、用青铜刀行脓肿切开手术、为患者保留眼睛,他将获得十枚第那尔银币的赏赐……如果医生在治疗中导致病人死亡……他的双手将被砍去。"从这样的律条我们可以推断,在人类的早期阶段,内科医生为男性,不良的治疗后果是必须谨慎回避的。

《旧约全书》惟一提及的手术就是割礼,与现在一样,割礼通常由牧师或割礼执行人来执行。虽然圣经中涉及医学的内容很少,但却记载了有关个人和公共卫生的劝告,使犹太人成为世界上最早关注社会公共卫生的民族。

我们现今实践的、作为科学的医学,其最早的起源可以追溯到希波克拉底(Hippocrates)。他于公元前460年出生在希腊的科斯(Kos)岛,据传说他是"医神"——阿斯克勒庇俄斯(Aesculapius)的后裔,后者曾受教于喀戎(Chiron)——一位人首马身的怪物,被人奉作外科手术之神来崇拜。而喀戎(Chiron)曾从健康之神阿波罗(Apollo)那里接受教诲,学习如何施治病人。抛开这神秘的家谱不谈,从希波克拉底身上,我们第一次看到,医学尝试从魔法中分离出来。他对病人进行了系统观察,并将这一职业称为"艺术",并为愿意从事该职业的人制定了很高的标准。

在我1968年从医学院毕业时,与其他许多国家的医生一样,我重新宣读了希波克拉底誓言。虽然其中有些部分已经过时(如希波克拉底警告医生们不要试图从患者体内拿走结石),但是它的核心原则,即救助疾患、戒绝故意伤害患者、保守私密、尊敬师长等准则,至今仍与古希腊时一样被医务人员奉为行医的指南。在其他著作中,希波克拉底还提醒医生:"不要过分贪婪,应仔细考虑患者的生计。必要时应无偿救助。"由于没有听诊器,他用耳朵贴靠病人胸部,描述不同疾病状态下身体所发出的异常声音。他写道,疾病由外部因素所造成，而非当时人们认为的亵渎神灵所致。他还注意到食物、环境、气候等对疾病的影响。希波克拉底敦促医生，应该掌握预见的艺术："如果能从现有的症状预知之后的结果，就会给患者以最好的治疗。"希波克拉底热衷简单的药物治疗，诸如蜂蜜和醋。同时，他也是一位好的外科医生。在那些至今仍被现代外科医生遵从的教导中，他说："指甲既不应长于手指尖，也不应短于手指尖……术中应使用每一只手，并应双手协同操作。"他详细描述了如何使用沸水，并强调了"能力、速度和无痛"的必要性。

随着罗马帝国的兴起，许多希腊医生前往罗马谋求生计，一些人作为奴隶，另一些人则作为游医。罗马执政官玛尔库斯·波尔奇乌斯·加图（Marcus Porcius Cato）对希腊人很有成见［除了当众发泄情感外，他曾将曼利乌斯（Manlius）从罗马议院驱逐出去，只因 Manlius 当众亲吻了他的妻子］，在给儿子的信中写道："希腊人是不可驯服的邪恶种族。他们将我们罗马人称为野蛮人，并发誓要用他们的药物消灭野蛮人。我禁止你去看医生。"

公元 79 年，维苏威火山（Vesuvius）大爆发，摧毁了庞贝城（Pompeii）和赫库兰尼姆城（Herculaneum），死于此次火山爆发的老普林尼（Pliny the Elder）曾写道："不幸的是，没有法律来惩罚这些无知的医生们，砍头之罪从未降到他们头上。他们从我们的痛苦中学习本领，用我们的生命进行实验。"古罗马诗人马提雅尔（Martial）似乎预见到了现代教学医院的样子，在他其中一首警句诗中写道：

我病了。找来西玛库斯（Symmachus）；他亲临于此；
百名学生紧随其后；
所有人的手掌都置于我胸膛之上，手掌冰冷如霜，
我本无发热，但现在发热已经临身。

尽管当时人们要求如此苛刻，医学仍在公众的尊重下向前发展。并且，历史首次记录了医疗行业中女性的身影。在古罗马时代，女医生就已开始行医。其中一些女医生撰写了堕胎手册，在贵族妇女和妓女中广为流行。一位叫墨特多尔（Metrodora）的女医生写了一篇关于子宫疾病的论述，至今仍存于世。儒略·凯撒大帝

第十四章　回顾医学史（宝贝，我们已经走过了漫漫长路！）

(Julius Caesar)赋予从事医疗职业者以公民权。罗马帝国第一位皇帝——凯撒大帝甥孙奥古斯都（Augustus）免除医生的税负。塞耳苏斯（Celsus）是尊贵的Cornelius家族的一员，他撰写了一部百科全书，其中只有关于医学方面的8本书尚存于世。在第三本书中，他列出了炎症的四大主要特征：红、肿、热、痛。至今，人们仍然如此描述炎症。他还描述了性病、痛风、黄疸、中风、脑积水等疾病；还讨论了放血疗法，关于甲状腺肿、疝气、取结石、扁桃体切除等手术以及创伤的处理等问题；列出了各种药物和它们的用途，包括曼陀罗、罂粟、没药（一种药材）。

古罗马时代最著名的行医者是盖仑（Galen）。公元2世纪，盖仑生于小亚细亚爱琴海边的珀加孟（现土耳其境内），17岁时学习医术，曾到过希腊、塞浦路斯、克里特、亚力山大城等地求学。他曾在小亚细亚的角斗士学校当外科医生，并于公元164—168年间在罗马行医。盖仑以讲真话而闻名，即使令人难堪，他也敢讲出口。他的那些揭露一些医疗同行无知的诚实举动招致其他人的不满，为了活命，他不得不逃出罗马城。然而，公元169年，罗马帝国皇帝马可·奥里利乌斯（Marcus Aurelius）又将他召回罗马，为他的儿子康茂德（Commodus）治病。从此以后，盖仑留在那里继续行医，直至30年后死去。他一生著作广泛，与每个省的病人都有通信来往。他编纂了500卷书籍，其中118卷幸免于黑暗时代。虽然罗马法律禁止人体解剖，但是盖仑仍对人体解剖学研究做出了许多贡献。他解剖了许多种动物，包括北非产无尾猿，将获取于动物的解剖知识用于人类。他指出，离体的心脏还能跳动一段时间，动脉盛有的不是空气（那时人们均这样认为），而是血液。他描述了呼吸的机械学原理，并推测燃烧过程中最活跃的成分是空气中最重要的元素。他通过动物实验向人们显示，两侧大脑分别控制对侧身体的运动，还描述了脊髓和神经。

盖仑并非完美无缺之人。他继承了希波克拉底的体液论，认为有机体的生命决定于四种体液：血液、黏液、黄胆汁和黑胆汁，它们影响疾病状态。他嘲笑那些使用符咒和魔法治病的医生，但他相信梦境占卜以及月亮盈缺对病人身体状况的影响。为盖仑说句公道话，其实大多数于急诊科值夜班的医生害怕月圆之夜，他们相信月圆之夜比普通的日子更容易"令人疯狂"。他的错误，尤其是那些解剖学上的错误（他认为血液由肝脏生成并从肝脏发出血管，而非心脏）盛行了很多世纪。他的大多数著作在野蛮民族入侵罗马帝国时遗失，但是仍有一些被阿拉伯学者保存，并从11世纪起由阿拉伯文重新译回拉丁文。他的思想为中世纪的医生们所推崇。那些质疑他的人被当作异端。

公元5世纪，西罗马帝国由于野蛮人的入侵而崩溃，欧洲进入黑暗时代。先辈们汇集的医学知识仅在两个完全不同的场所尚存一息。在欧洲，人们建立了修道院，并汇聚于此，尽管这需要宣誓安守清贫、追求圣洁和顺从上帝。修道院为人们提供了一个躲避政局动荡和无休止战争的避难所。僧侣们辛苦耕作，但是更为重要的是，他们辛勤翻译古人遗留下来的典籍。不幸的是，教会也妨碍了医学知识向前发展，它强调人体的罪恶和不洁性。基督教教义中，疾病被认为是上帝对人类罪恶的惩罚，祈祷、禁食、忏悔才是治病的良方。遗憾的是，并非所有基督徒都尊崇世俗知识。公元391年，一群狂热的基督教暴徒将坐落在埃及亚历山大城内的古代最大的图书馆付之一炬，毁掉了众多珍贵的学术著作。

在公元17世纪文艺复兴之前，保留和拓展医学知识的第二组人马由伊斯兰教徒组成。伊斯兰教由先知穆罕默德于公元7世纪创立，在草创之初即对学习知识采取宽容与尊重的态度。关于医学，穆罕默德写道："啊！安拉的仆人，应用药物吧，因为安拉不会创造无药可治之病。"穆斯林医生并未满足于仅仅复制希腊人的课本，通过自己的观察和试验，他们为医学知识的宝库增添了很多内容。酒精、糖浆、糖、强碱，还有其他许多词汇就来源于阿拉伯语。他们在伊斯兰教居主导地位的国家普遍建立了医院，医学生培训也在医院进行。生活在公元10世纪的波斯医生雷泽斯（Rhazes）首先对天花和麻疹进行鉴别。他也是第一位应用肠线进行伤口缝合的医生。他还是一位富有幽默感的作家，著有《良医不能包治百病》、《门外汉的成功之道》等。

阿维森纳（Avicenna，公元908—1037）是阿拉伯医学最著名的实践者。与雷泽斯一样，他也是波斯人。他从小就被喻为"神童"，10岁时便能背诵《古兰经》，18岁便成为宫廷医师。他的经典著作《医典》（Canon of Medicine）吸纳了盖仑和哲学家亚里士多德的学说。他的教科书在欧洲一直被沿用至1650年。他是第一位认识到结核是一种传染性疾病的医生。他还著有有关减少骨折、饮水卫生重要性、老年医学和音乐疗法的价值等方面的著作。

在公元12世纪，犹太人麦莫尼德（Maimonides）出生于西班牙的科尔多瓦（Cordova），那时西班牙在摩尔人统治之下。他是那个时代最负盛名的医生。由于坚持自己的宗教信仰，不肯归依伊斯兰教，他遭到驱逐。之后，他游历了北非和中东地区各个国家。他获得了如此出众的声望，所以被任命为撒拉丁（Saladin）的私人医生。撒拉丁是一位著名的撒拉逊人（Saracen）领导人，他抗击了基督徒十字军的东征，即一系列基督教界为重新占领圣城耶路撒冷（Jerusalem）所发起的战争。据说，猛狮般勇敢的十字军国王查理（Richard）请他作自己的御医，但麦莫尼德婉言谢绝了。麦莫尼德一生著作颇丰。他的著作包括写给撒拉丁（Saladin）之子有关个人健康的指导书，名为《忠告》（Book of Counsel）、《迷途指津》（Guide for the Perplexed）。在书中，他企图调和宗教与医学的关系。

麦莫尼德强调个性对人的重要性，他教导说，世上撕咬食物最狠的便是"禁食者"（饥不择食）。他建议采取单一药物进行治疗，而不是多种药物联合应用。他主张在自然界中搜寻疾病的病因，而不是求助于魔法和符咒。评论婚姻关系时，他写道："当夫妻二人生活在一起时，谁都不应该终日处于酒醉、昏昏欲睡或抑郁寡欢状态之中。此时，妻子更不应该麻木不仁。"与有些医生傲慢自大的态度截然相反，他祷告道："永远不要忘记，正处于病痛之中的患者乃是我们的同类生灵。但愿我不要把病人仅当做盛有疾病的容器。"

最早建立于欧洲的医学校位于意大利的萨勒诺（Salerno）。萨勒诺从罗马早期时开始便是一个健康胜地。据说它始建于9世纪，由一位犹太人、一位希腊人、一位基督教徒及一位阿拉伯人共同创立。在11世纪前，这所学校已享有盛名，直到13世纪后期这所学校才被位于波伦亚（Bologna）的大学所替代。自罗马帝国以来，女性行医者和教师第一次被记录在历史中。其中有些人的名字仍为我们所知：康斯坦察（Constanza），丽贝卡（Rebecca）和特罗图拉（Trotula）。其中特罗图拉（Trotula）在公元1050年写了一部关于产科学的著作。萨勒诺（Salerno）医学校规定学生入学时应满21岁，培训期为5年，之后，必须通过考试方可毕业。他们需要口头宣誓对穷人免费施治，不使用毒性药物，并支持母校。之后，这些候选人才有资格称自己为"医生"，并行医。就是在这儿，行医者第一次被称为"医生"，它来源于拉丁文"doctus"，即"teacher"（老师）一词。萨勒诺医学校接受学生时不分宗教与民族，也是欧洲第一所在修完既定课程并通过考试后授予学位的学校。

萨勒诺医学校从公元13世纪开始衰败（虽然它开办到1811年，直到拿破仑将其关闭）。学习医学知识的火炬传递给了新的学校，这些学校建在蒙彼利埃（Montpellier）、巴黎（Paris）、帕多瓦（Padua）和波伦亚（Bologna）。波伦亚最著名的医学之子——狄奥多里克·卢卡（Theodoric of Lucca）编写的外科学教科书，使之跻身于时代前列。他认识到，化脓并非是伤口愈合过程不可避免或理想的伴随物，而当时人们便是这样认为的。他引入酒精作为抗菌剂。他还发明了一种原始的麻醉方法，即将鸦片和曼陀罗浸湿海绵，然后让病人吸入。波伦亚另一位著名的医学教授是威廉·萨利塞（William of Salicet），他区分了动脉出血和静脉出血，大力提倡解剖研究。1316年，波伦亚的著名教授蒙迪诺·德·卢西（Mondino de Luzzi）出版了第一部实用解剖学手册。亚历山大·

加里安尼（Alexandra Galiani）在其女弟子协助下开展了人体解剖学研究。尽管有许多错误（比如他将心脏描述为有三个心室），但是他的著作《解剖学》（Anothomia）被作为标准教材达两个世纪之久。然而，中世纪的医学延续了很多古代医学的谬误，对遭受疾病困扰的绝大多数病人而言帮助不大，并且身体大部分部位的手术仍由理发师来做。

所有这一切都随着知识和艺术的再次繁荣，即 14 世纪末发生于意大利的伟大的文艺复兴而改变。文艺复兴使人类在思想上、在他们与宗教的关系上以及在对自然界的理解上产生了沧桑巨变。1543 年，有两部革命性著作出版：哥白尼（Copernicus）的《天体运行论》（一本介绍天体运行的书），和维萨里斯（Vesalius）的《人体的构造》（一本有关人体解剖的书）。

1514 年，维萨里斯出生于布鲁塞尔（Brussels）一个世代行医的家庭。在儿童时期，他就解剖了各种小动物。他在鲁汶（Louvain）和巴黎接受教育。他曾从事"盗尸"这一冒险活动，从而获取死刑犯的尸体以供解剖之用。这些研究结果让维萨里斯得以证明，当时医学生所学内容充满谬误，盖伦并不能被奉为最高权威。当他的奠基性著作发表时，他才年仅 28 岁。这也为一个世纪后哈维发现血液循环奠定了坚实的基础。这本书包括详细而且精确的解剖图解，成为数代艺术家的人体模型，并且第一次为医学生讲解了人体的解剖关系。

维萨里斯曾出任皇家顾问。在与苏格兰卫队上尉进行的一次友好比赛中，法兰西国王亨利二世眼部受到刺伤，他应召前往为其医治。（亨利是 Mary Stuart 的公爹，而后者 Mary 即是为人熟知的苏格兰女王，她在她外甥女——英格兰女王伊丽莎白一世的命令下被斩首。）与其同时应召的还有著名医生安布罗斯·巴雷（Ambrose Paré），但这两位当时最有名的医生的努力并未成功，亨利二世国王最终死于眼伤。1564 年，维萨里斯在从耶路撒冷朝圣的归途中遭遇船只失事,溺死于水中。

战争是获取科学知识的助推剂,这在历史上屡见不鲜。被后人尊称为现代外科学之父的法国医生安布罗斯·巴雷(Ambrose Paré,1510—1590)最初只是一名理发师兼职外科医生,但很快就放弃他的理发师职业,专心从事于外科手术。在他的有生之年,法国与德国、英国、意大利以及新教徒连年发生战争。巴雷参加了国王的军队,并作为随军外科医生服务了30年之久。他证明,用消化疗法(如有消化作用的鸡蛋、玫瑰油和松节油)治疗外伤比那时用标准疗法,即用煮沸的油来治疗外伤效果更好。他注意到,给伤口涂上有消化性作用的药物后,病人疼痛较轻;而在伤口上涂煮沸的油后,病人则"发热、剧痛和出现伤口肿胀"。他描述了使用结扎法或绷带法来治疗外伤出血,而那时通用的方法为烧灼法。他开创了应用结扎法治疗疝气的先河,终结了阉割法治疗疝气的历史;同时,他还发明了手术用钳。在晚年,他著有《巴雷游记》(Journeys in Divers Places),从中您可看到一个16世纪的随军外科医生生活中有趣的一面。他的教导——"即使患者生命垂危,我们也要让他们充满生存的希望",至今仍为睿智且富有同情心的医生们所遵从。

现代科学的建立始于文艺复兴时期。博学的人开始置疑被公众认可的教会与国家的权威。盲目信仰被从试验获得知识所取代。法兰西斯·培根(Francis Bacon,1561—1626)是一位哲学家和政治家,他主张真理来源于实践而非权威。这一论断被所有从事科学,包括医学在内的人牢记在心。

如果说心脏病学有开端的话,那么它应始于威廉·哈维(William Harvey)所著的《论心脏与血液运动》(De Motu Cordis),或其发表于1628年的《关于动物心脏与血液运动的解剖研究》(the Anatomical Treatise on the Movement of the Heart and Blood in Animals)一书。1578年,哈维生于英国的福克斯通

(Folkestone),是一个拥有七个孩子家庭中的长子。他在剑桥（Cambridge）和帕多瓦（Padua）接受教育。1602年，他以荣耀的医学博士身份毕业。之后，他返回英格兰，并在伦敦行医。几年后，他成为内科学院院士，并在圣·巴塞洛缪（St. Bartholomew）医院（这所医院至今仍是出色的教学医院）成为一名主治医生。哈维将他的里程碑性著作奉献给了他的国王——英格兰查尔斯一世，书中写到："有关他自身心脏的知识，对国王而言是无价的。"

哈维发现血液循环以前，人们普遍认为，通过分隔左右心室的室间隔上的小孔，血液自右心室流入左心室，来来往往，往返运动。哈维对温血动物及冷血动物都进行了实验研究。他证明，心脏是一个由肌肉构成的泵，它的收缩引发脉搏。他结扎了动脉与静脉，通过仔细观察，形成一个信念："这里可能存在……一种运动。假如这种运动确实存在，那便是一种循环。"哈维的血液循环说遭到了当时医学权威的愤怒攻击，但对待这些批评的理性态度为他赢得了更多的支持者。在他有生之年，他的学说被学术界广泛接受。但他并未满足于这些殊荣，之后又发表了第一部英文版的产科学著作。

同一时期，另有四位英国科学家为医学知识做出了突出贡献。罗勃特·波义耳（Robert Boyle，1627—1691）通过实验显示，空气是维持生命的必需物质。他用气泵制造了真空，并发现在真空条件下，蜡烛不能燃烧，小动物死亡。如果短时间内重新输入空气，小动物会苏醒过来。他的助手罗勃特·胡克（Robert Hooke）——一位显微镜技术人员，在世界上第一次应用"细胞"一词来描述生物的基本构成，同样也是第一位通过向气管内吹气进行"人工呼吸"的科学家。

化学界另两位代表人物理查德·罗尔（Richard Lower）和约翰·马约（John Mayow）证明，空气进入血液是维持生命的必要条件。马约在著作中写道："空气中含有的、生命所必需的一些成分通过呼吸这一形式进入血液。"他注意到并非空气中的所有成分都可维持生命，因为将一只小动物放入一个密闭的容器中后，即使仍有空气存在，动物也会死去。因此，他预见到了氧气的发现。就在18世纪，人们首次记录了20世纪将肆虐于人类的疾病——动脉硬化性心脏病。老威廉·赫伯顿（William Heberden）毕业于剑桥大学，之后在伦敦行医。国王乔治三世和塞缪尔·约翰逊（Samuel Johnson）也是他的病人。他所著的《一种胸部疾患》（A Disorder of the Breast）一文于1768年首次在英国皇家内科学院朗读，随后该文收录于他的《评论》一书中，该书收集了他40多年行医过程中对患者与疾病的摘要概略。与那个时代所有博学的人一样，他学习过拉丁文。他在世界上首次应用拉丁文"心绞痛"（angina pectoris）一词来形容动脉硬化性心脏病的主要症状。在探讨了其他形式的胸部不适之后，他写道：

> 有一种胸部疾患以强烈而奇怪的症状为特征，危险性极大。这种疾病并不少见，因此值得仔细加以描述。当症状出现时，它所在的位置以及所伴有的窒息感和焦虑状态，使得用"心绞痛"一词来形容更为合适。

> 患有此病的患者，会在步行时发作（特别是步行上山时和饱餐后），症状表现为胸痛或胸部不适……但当他们站立不动时，所有的不适将消失……这种疼痛……胸部左侧比右侧更多见。同样，这种疼痛常常从胸部扩展到左侧手臂中内侧……男性更易患此病，特别是50岁以上的男性。

赫伯顿注意到，这种症状进展与发作的倾向与轻度劳力相关，并且"在这种症状持续一年或更长时间后，当症状发生时，立刻保持静止不动并不能终止其发作……"。他观察了近100例这类患者，其中仅有3例是女性。他注意到患此疾病的患者常发生猝死。历经两个世纪后，赫伯顿对心绞痛的描述仍被奉作经典。医生们仍不时将因心肌供血不足所引起的症状称为"赫伯顿心绞痛"。

18世纪也见证了最早的心脏病药物之一——洋地黄的普及。威廉·维瑟林（William Withering）是爱丁堡（Edinburgh）一个医学校的毕业生。最初从什罗浦郡（Shropshire）处，他得知民间有治疗水肿的一种药物疗法，即用指顶花（毛地黄）的叶子泡茶饮用。他意识到水肿可能是心脏疾病所致。1785年他发表了《指顶花》一书，提到谨慎应用洋地黄是治疗心脏疾病的有效疗法。

听诊器是19世纪的一项重要发明。至今，每一个心脏科医生脖子上都摇摇晃晃地悬挂着一个听诊器。法国人勒内·拉埃内克（Rene Laennec，1781—1826）先跟随其当医生的叔叔学徒，之后在巴黎学医。那时用耳朵直接做胸部听诊已经非常普遍。然而有一天，为一个肥胖病人听诊时，他发现肥胖使得心脏听诊变得非常困难。他过去注意到，两名儿童在玩一段木棒时，一名儿童在木棒的一端敲，同伴则在另一端听。他用一张纸卷成圆筒，将一端放到病人胸部，耳朵则凑到另一端去听。他写到，他能"以一种比以前直接用耳更为清晰和更具分辨力的形式"听到心脏的声音。接着，他制造了一种木制听诊器，这种听诊器很快在法国以及其他国家流行起来。

19世纪，生理学、细菌学以及病理学领域的知识爆炸式地增长，所有这些都为20世纪医学的惊人发展铺平了道路。巴斯德（Pasteur）、科赫（Koch）、伯纳德（Bernard）、穆勒（Muller）和鲁道夫（Virchow）等便是上述领域的一些科学家，他们对医学的发展起了不可估量的作用。在心脏病学领域，威廉·施托克（William Stokes）出版了一本早期（可能是第一本）心脏病学论著——《心脏和动脉疾病》（Diseases of the Heart and Aorta）一书。他推测，心肌起的作用远大于心脏瓣膜。他和约翰·陈（John Cheyne）一起描述了著名的呼吸病理类型——陈-施式（Cheyne-Stokes）呼吸。

20世纪医学和外科手术的最终胜利离不开19世纪的两大进展：麻醉和消毒。1799年，汉弗里·戴维（Humphrey Davy）爵士报道了一氧化二氮的效果，他注意到它能"摧毁疼痛，凭此优点，它或许可被应用于外科手术"。19世纪40年代，美国的牙医已经开始使用一氧化二氮（笑气）止痛。在英格兰，自从迈克尔·弗兰德（Michael Faraday）注意到乙醚与一氧化二氮有相似的效果以后，娱乐中应用乙醚来进行"乙醚游戏"在社会上变得非常流行。1842年，美国佐治亚州乡村医生克劳夫·朗（Crawford Long）首次将乙醚用于手术麻醉，并于1849年公开报道了他的发现。在英国伦敦，1846年，大学学院医院（University College Hospital）首次在大手术中使用乙醚。先前悬挂于Wellcome医学历史博物馆的一幅油画，描绘了为一名叫弗雷德里克·邱吉尔（Frederick Churchill）的36岁男仆进行手术时首次应用乙醚麻醉的情景，罗勃特·李斯顿（Robert Liston）作为外科手术医生，准备从膝盖以上行截肢手术。

当麻醉术的应用扩展到妇女分娩时，遭到了一些牧师和医生的强烈抗议。他们怒吼道，圣经要求女性忍受分娩的痛苦。杰妮斯（Genesis）在书中宣称："你应该在悲伤中将孩子分娩出来。"更有甚者荒谬地认为，分娩的痛苦乃母爱之源。这些厌恶女性的人宣称，麻醉镇痛将会在分娩中"剥夺上帝最热切的呼喊"。然而，很多医生仍宣誓在分娩中使用镇痛药。维多利亚女王在第八次分娩时接受了由约翰·斯诺（John Snow）医生施行的氯仿麻醉，之后她终结了这场斗争。她写道，他"给我用了上帝所赐的氯仿，它令人安心、宁静和愉悦，效果超乎想象"。她拒绝接受应"心情愉悦地忍受"分娩时疼痛的意见，因为麻醉剂可以消除疼痛。王室对麻醉剂的接受为女王的目标，即在产科使用麻醉剂铺平了道路。

在手术过程中患者所遭受的令人恐惧的疼痛可被麻醉所减轻，但另外的障碍——感染依然继续夺走许多人的生命，这种情况直到约瑟夫·李斯特（Joseph Lister）发明了消毒法才得以改变。当他在大学学院医院当见习学生时，李斯特就目睹了为Frederick Churchill做手术的情景。巴斯德（Pasteur）证实葡萄酒的发酵是由病原微生物所致，因此，李斯特推测伤口感染也为同一原因所致。他在实验中应用各种方法以杀灭这些微生物，最终他选择了石炭酸消毒法。他不仅应用此法来清洁伤口，同时也用它来消毒敷料、手术器械和包扎伤口用的双手。1867年，他将实验成果发表于《柳叶刀》（The Lancet）杂志。虽然他的建议在约四分之一个世纪的时期内遭遇敌意，但他最终胜出，外科消毒的时代到来了，无数生命得以拯救。

现代心脏病学始于19世纪末和20世纪初。英国生理学家奥古斯都·沃勒（Augustus Waller，1895—1922）是伦敦一名社区医生，他记录了心脏的电活动，为心电图的发明奠定了基础。劳德·布鲁顿（Lauder Brunton）爵士（1844—1916）发现了硝酸酯在心绞痛治疗中的作用。至今，硝酸甘油仍为心绞痛的主要治疗药物。法国医生皮埃尔·伯顿（Pierre Potain，1825—1901）将血压计引入临床。1912年，詹姆士·赫里克（James Herrick）最早在《美国医学会杂志》上描述了心肌梗死。在《冠状动脉突发梗死的临床特征》一文中，他描述了急性心肌梗死症状，并注意到他所见的近乎所有病例都是过了中年的男性。

战争再一次被证明是医学发展的促进剂。20世纪广泛爆发的战争促进了整形外科的发展、抗生素的发现和血液与血浆库的发展。各国政府都认识到医学研究所带来的巨大利益，开始以难以想象的规模对医学研究进行投入。心脏病学与心脏外科更是取得了惊人的发展。1959年，瑞典人艾克·森宁（Ake Senning）植入了一枚由如尼·艾姆奎斯特（Rune Elmqvist）研制的起搏器。人们首次利用可植入的起搏器有效地治愈了完全房室传导阻滞这一疾病（患有这种疾病的病人其心率会下降到危及生命的程度）。

20世纪20年代，医生就开始通过心脏手术治疗心脏瓣膜病。20世纪40年代之前，医生们将目光移向了先天性心脏病（一种出生时即带有的心脏畸形）。年轻的美国儿科医生海伦·道西格（Helen Taussig）与心脏外科医生阿尔佛雷德·布雷洛克（Alfred Blalock）合作，率先尝试了应用手术治疗患有先天性心脏缺损的儿童，并取得成功。由于手术过程中无法在维持患者生命的同时让心脏停止跳动，一些复杂的先天性心脏病患者得不到救治。

1946年亚瑟·瓦因伯格（Arthur Vineberg）博士报道了一种新的手术方法，它可以增加人为手术闭塞狗冠状动脉后的心脏血供。他选择了乳内动脉，将其植入狗的心脏。结果显示，闭塞血管负责的心肌区域形成了新的血管。之后，瓦因伯格的手术被应用于人体，但很快因为两大医学进展——心肺机和血管造影术的出现，被更为有效的手术所取代。

正如第十一章所提到的，20世纪50年代，世界上几个大的医学中心的外科医生与工程师共同合作，使心肺机变得更为完美。这种机器允许心外科医生在体外泵维持血液循环的情况下，让心脏停搏，实施手术。现在，他们可以置换或修复心脏瓣膜、切除心脏疤痕、修补先天性心脏缺损。1962年，斯恩（Sones）和山瑞（Shirey）医生报道了一种诊断冠状动脉疾病的新方法。冠状动脉造影术，正如他们所命名的一样，可使医生通过X线采集供应心脏的动脉的动态图像。心肺机与冠状动脉造影术为冠状动脉性疾病治疗领域的伟大进展——冠状动脉搭桥术奠定了基础。

1964年，麦可·德贝基（Michael DeBakey）和他的同事从患者腿上取下一段静脉，并将其近端与升主动脉连接，远端与闭塞的冠状动脉远端连接。这一手术的成功昭示着现代心血管手术治疗时代的到来。麦可·德贝基和克里斯蒂安·巴纳德（Christian Barnard，1967年在人类历史上第一次完成了心脏移植手术）的名字也与乔依·蒂马奇奥（Joe DiMaggio，玛丽莲·梦露的前夫，美国著名棒球运动员）和玛丽莲·梦露（Marilyn Monroe）一样变得家喻户晓。

接下来，另一项心血管治疗领域的伟大进展发生于1977年的瑞典。这一年，格伦齐格（Gruentzig）为一位38岁的心绞痛男性患者实施第一例冠状动脉球囊成形术，以扩开狭窄的冠状动脉。心脏病学的黄金时代已经到来了！

（姚丽霞　郭艺芳　译）

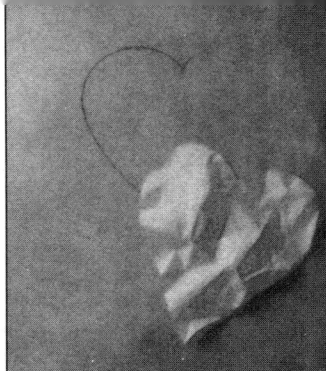

第十五章

在线与离线资源

互联网上有许多网站提供有关心脏疾病的信息,其中几个是特别为妇女开通的。它们的统一资源定址器(URL)也许对您有所帮助:

www.americanheart.org

www.womenheart.org

www.speakingofwomenshealth.com

www.heartcenteronline.com

www.womens-health.com

美国国立卫生院心肺血液研究所有一个网站,即www.nhlbi.nih.gov。您也可以访问我的网站(www.drbarbararoberts.com)。

美国心脏协会(AHA)在每一个州都有分支机构。AHA为心血管疾病研究提供资助,并且积极从事社区健康教育。例如,他们发起心肺复苏(CPR)课程。他们出版健康教育手册和烹饪手册。AHA参与游说国会,使之加入到防治心肌梗死和中风的战斗中来。我上面所列的第一个网址即为AHA的网址。但是,如果您不能上网或想了解AHA在您所在地区提供的具体项目,我鼓励您与所在地的AHA分支机构联系。

国家心脏病妇女联盟也成立了自己的网站,即我上面列出的第二个网址。它的目标是减少妇女因心脏病所致的死亡和残疾。入会

免缴会员费,它的地址为

Women Heart
818 18 th St. NW
Suite 730
Washington,DC 20006
202-728-7199

如果您当地有一所医学院,医学院所属的教学医院会提供一个或多个社区教育项目。即使您当地医院并非医学院的附属医院,它也许会有类似项目。您可以给当地医院打电话,或询问社区办事处。

当心脏病来临时,无知是最愚蠢和致命的。成为一个明了自己心脏的睿智女性,将提升您享受长寿和健康生活的机会。

(刘超　刘坤申　译)

后 记

2000年的人口调查表明，共计有14,300万名以上的妇女生活在美国，这些妇女当中，多数人将来会死于心血管疾病，而不是任何其他疾病。在2000年，美国有13%的女性年龄在65岁以上，此年龄段的女性，心血管疾病将与日俱增。自1984年以来，美国每年死于心脏疾病的女性多于男性。然而，非专业的大众，甚至内科医生，都坚信心脏病主要累及男性。1995年的盖洛普民意调查显示，有4/5的女性和接近1/3的初诊医师不知道心血管疾病是导致女性死亡的首要病因。

我热切希望本书所介绍的知识能够帮助人们预防引言中所叙述的悲剧故事。即使您现在还没有症状，也要牢记，动脉粥样硬化可能就在这种微妙的时刻潜移默化地毁坏您的血管。一定要知晓您的危险因素，并采取必要的措施控制它们。不要期待出现某种神奇的药物，在您忽视危险因素多年以后，还能将您的动脉清洗干净。这种愿望不会实现。

我希望本书能够帮助您采取所有重要的措施，向着更好的健康状态前进。不要吸烟；在一周的大部分天数中，每天运动30～50分钟；采用平衡的、有益心脏健康的饮食；维持正常的体重；定期进行查体；如果您患有高血压、糖尿病或高血脂，要按您医生的处方进行服药。这些措施是简单和切实可行的，而且没有任何人能够为您做好这些工作。作为一个女性，您可能照顾您爱着的人们胜过照顾自己；但是，是时候了，应该采取同样的"爱心"来关注我们自己的健康。从现在做起！祝您好运！

（刘坤申　译）

词　汇

ω-3 脂肪酸：是一种不饱和脂肪酸，主要在鱼类中发现。深海鱼油是 ω-3 脂肪酸的主要来源。ω-3 脂肪酸也见于芥花籽油、亚麻籽、大麻籽、胡桃和绿叶蔬菜。这类脂肪酸能降低血脂，防治冠状动脉粥样硬化和心脏猝死。

ω-6 脂肪酸：是在谷物、红花油和豆油中发现的化合物，是生成某些激素的原料。

CT 扫描或计算机断层扫描：一种特殊类型的 X 线检查，通过计算机生成身体或器官的断层切面图像。

C-反应蛋白：一种血液中的炎症标志物，当其升高时，为动脉粥样硬化的危险因素。

P 波：心电图上的一个波形，代表心房的生物电激动过程。

QRS 综合波：心电图上由心室除极（电激动）引起的波群。

ST 段：心电图上 S 波末尾至 T 波升支起点的部分，可显示心肌复极过程，心肌缺血或损伤时出现抬高或压低。

阿替洛尔：一种用于治疗心绞痛和高血压的 β-受体阻滞剂。

氨基酸：是组成蛋白质的基本单位。

氨氯地平：一种用于治疗高血压和心绞痛的药物，又叫做络活喜。

胺碘酮：一种用于治疗心律失常的药物。

白介素：一种提示炎症反应的细胞因子。

斑块：指动脉粥样硬化斑块，由脂质、平滑肌细胞、炎症细胞等构成，并最终导致动脉管腔狭窄。

瓣膜：心脏中保持血液向单一、正确方向流动的阀门。

比索洛尔：一种用于治疗心绞痛、充血性心力衰竭和高血压的 β-受体阻滞剂。

避孕：采用药物或器械避免怀孕。

变异型心绞痛：由冠状动脉痉挛引起的心绞痛，表现为受累冠状动脉痉挛和相应的导联 ST 段抬高。

超声心动图：应用超声波回声构建心肌和瓣膜形态及运动的图像。

传导系统：是指心脏的生物电传导系统。电激动顺传导系统下传，引发心肌收缩和泵血。

磁共振显像（MRI）：利用磁能显示体内组织和器官的图像。

雌激素：女性激素的一种。

雌激素替代治疗：女性绝经后用雌激素替代治疗。

代谢综合征：一系列代谢异常丛集的症候群，包括异常肥胖、高血压、胰岛素抵抗、易于发生血栓、血脂异常和严重增加的动脉粥样硬化的危险性。过去叫做 X 综合征。

胆固醇：一种在身体每个细胞中都存在的蜡样物质，在制造许多激素中发挥重要作用，血中胆固醇水平增高可增加动脉粥样硬化的危险性。

蛋白质：是由多种氨基酸组成的化合物，也是人体的基本组成成分，主要见于动植物食品。

锝：一种在核素心脏负荷试验中应用的同位素。

低密度脂蛋白胆固醇：即"坏"的胆固醇，其水平增高时增加动脉粥样硬化的危险性。

抵克利得：与氯吡格雷为同类药物，作用相同，因副作用大，现在已经少用。

地尔硫䓬：一种用于治疗心绞痛、高血压、冠状动脉痉挛和某些心律失常的药物。

地高辛：一种洋地黄制剂，用于增强心肌收缩力，并减慢房颤时的心室率。

地中海饮食：是指一种富于橄榄油、各种各样的水果和蔬菜、全谷物、荚豆（豆或蚕豆）、海洋食品，但是缺少肉食的膳食，主要在地中海沿岸国家消费，被认为是世界上最健康的饮食。

电生理检查：是在电生理实验室（心导管室）完成的检查，检查时将导管插入心脏，检查心脏生物电激动和传导系统，有时也进行心脏内异常兴奋位点的消融治疗。

电子束断层扫描：即电子束CT，是一种特殊的X线检查，对于测量冠状动脉钙化很有用处。

动脉瘤或心室壁瘤：是指心脏或血管薄弱突出的部分。

动脉：是指由左心室发出的血管，为全身供血和供氧；而由右心室发出的血管叫做肺动脉，是为肺脏供血的血管，血液中含氧量低，而二氧化碳含量高，血液进入肺脏后，进行气体交换。

动脉硬化：是指动脉变硬，弹性或可扩张性降低。

动脉造影术：将造影剂注入动脉并摄取造影影像。

动脉粥样硬化：是指动脉内膜上形成的像米粥样的硬化斑块。

动态心电图监测：一种记录24小时心电图的装置，常用于确定晕厥或心悸的病因。
窦房结：心脏的最高节律点，位于上腔静脉入口处。
端坐呼吸：患者卧位时气短、憋气，需要采取端坐位呼吸，为心力衰竭的征象。
多支冠状动脉病变：冠状动脉病变累及一支以上。
二尖瓣反流：当心脏收缩时，左心室的血液向左心房反流，也叫做二尖瓣关闭不全。
二尖瓣脱垂（MVP）：是指一个二尖瓣叶或全部二尖瓣松弛的临床综合征。当心室收缩时，因二尖瓣松弛，瓣叶像巨浪拱入左心房。
二尖瓣狭窄：二尖瓣开口变窄，阻碍血流从左心房流入左心室。
二尖瓣：血液从左心房流入左心室过程中的单向阀门。
二叶主动脉瓣：主动脉瓣的先天性畸形，即主动脉瓣只有两叶，而不是正常的三叶瓣膜。
非诺贝特：一种用于治疗高甘油三酯和高胆固醇血症的药物。
肥厚性心肌病：一种以心肌异常肥厚为特征的疾病，多为家族性或原发性。
肥胖：国际上指体重指数大于 $30\mathrm{kg/m^2}$（注：中国人体重指数大于 $28\mathrm{kg/m^2}$ 为肥胖）。
肺的或与肺有关的。
肺动脉瓣：右心室和肺动脉间的单向阀门。
肺动脉：由右心室发出，输送静脉血到达肺部。
风湿热：链球菌感染后出现发热、关节炎或关节痛、心肌炎的一种变态反应性炎症，之后会发生心脏瓣膜粘连和增厚，使瓣膜功能失调。
呋塞米：即速尿，一种用于治疗心力衰竭和高血压的利尿剂。
氟伐他汀：一种用于治疗高胆固醇血症的他汀类药物。
氟卡胺：一种用于治疗心律失常的药物，属于 Ic 类。
副交感神经系统：神经系统中负责"功能抑制"的部分，通常导致心率和血压下降。
腹型肥胖：脂肪在腹部异常聚集，增加动脉粥样硬化的危险性，也叫做内脏型肥胖。
钙化性主动脉瓣狭窄：一种主动脉瓣狭窄。主动脉瓣上钙盐沉积，造成主动脉瓣狭窄，开放受限制，多发生于老年。
钙通道阻滞剂：又称为钙拮抗剂，一类用于治疗心绞痛、高血压的药物，有时还用来治疗心律失常。
甘油三酯：血液中脂质，其水平升高时增加动脉粥样硬化的危险性，在女性中其危险性增加。
肝素：一种抗凝血药物，应该注射给药。
高胆固醇血症：血清胆固醇超过正常水平。
高密度脂蛋白胆固醇："好"胆固醇，有助于预防动脉粥样硬化。
高血糖：可以分为各种情况下的血糖增高，如空腹血糖异常、餐后高血糖、糖耐量试验异常或糖尿病。
高血压：指休息5分钟后坐位血压>140/90mmHg。
高脂血症：是指血清胆固醇、甘油三酯水平超过正常，包括低密度脂蛋白胆固醇水平升高和高密度脂蛋白胆固醇水平降低。
睾酮：男性生殖激素，女性也生成睾酮，但是低于男性。
股动脉：是在腹股沟部的较大的动脉，给下肢供血，在心导管检查过程中是常用的穿刺途径，经过此途径可进行冠状动脉造影和左心室造影，以及其他心导管检查和治疗。
骨质疏松症：骨头变得松脆，影响女性高于男性，尤其多见于绝经期后。
冠心病（CAD）：供应心肌的冠状动脉因动脉粥样硬化斑块阻塞，引起心肌缺血缺氧的疾病。
冠状动脉介入治疗（PCI）：采用球囊导管及相关器械扩张狭窄的冠状动脉处，包括植入支架，以增加冠状动脉血流。
冠状动脉旁路移植术（CABG）：又称冠状动脉搭桥术。医生利用静脉或动脉为冠状动脉阻塞部位下游的动脉"架血管桥"，以增加冠状动脉阻塞部位下游的血流供应。
冠状动脉：是指供应心肌的动脉，通常有两支，即左冠状动脉和右冠状动脉，它们是主动脉由左心室发出后的第一批分支。
冠状动脉造影：将造影剂注射入冠状动脉，并摄取冠状动脉影像，判断冠状动脉是否存在狭窄或阻塞。
核素负荷试验：应用放射性同位素检测缺血心肌的试验，运动时缺血部位出现放射性缺失。
呼吸困难：又叫做气短。
华法林：一种抗凝血酶的抗凝药物。
黄瘤：胆固醇在皮肤或肌腱上积聚，形成黄色的皮肤斑块。
黄体酮：对女性生育发挥重要作用的激素。
回旋支动脉：左冠状动脉两条主要的分支之一。
激素替代治疗（HRT）：女性在绝经期后采用雌激素和孕激素替代治疗。
吉非贝齐：一种用于治疗高甘油三酯的药物。

极低密度脂蛋白：血液中的一种脂蛋白，其密度最低，是运输甘油三酯的主要脂蛋白。

急性心肌梗死：俗称"心脏病发病"（Heart attack），通常由于冠状动脉内斑块破裂、血栓形成，完全阻塞心肌的供血而引起。

甲状腺机能减退症：表现为代谢率降低、怕冷、少汗、皮肤干燥、心律缓慢、心包积液等。

钾：在血液和细胞中发现的一种元素，其水平受到机体的精密调节，过高或过低对于维系生命健康至关重要。

间隔：隔开两心房或两心室的组织，大部分为肌肉组织。

交感神经系统：神经系统的一部分，参与"逃遁"反射，通常引起脉搏加快和血压升高。

经皮腔内冠状动脉成形术（PTCA）：是将远端附有球囊的导管插入狭窄的冠状动脉处，将狭窄部位扩开，以增加冠状动脉血流。

经食道超声心动图检查：顾名思义，超声检查的探头经口腔插入食道和胃内，记录心脏结构和运动的超声心动图检查。

经心肌激光血管重建术：对于严重心绞痛的患者不能进行冠状动脉介入治疗或冠状动脉搭桥术，可以采用激光在心肌上打孔，以增加心肌的供血。

肼苯哒嗪：一种用于治疗高血压的药物。

静脉：是回输血液的血管，负责从组织回收已经释放氧气并携带二氧化碳和代谢废物的血液，并使其回流至右心室和肺循环。

静脉血栓形成：静脉内形成血栓，但是未造成炎症。

纠颤或除颤：经胸壁或由植入体内的装置（AICD）释放电击能量，将异常心律转复为正常窦性心律。

酒精性心肌病：是指过量摄取酒精导致心肌损害的疾病。

绝经：月经停止长达1年，绝经的平均年龄在52岁左右。

卡维地洛：一种β-受体阻滞剂，用于治疗高血压和心力衰竭，也用于治疗心绞痛和心肌梗死。

喀喇音：一种异常心音，像粗钝的锯齿在锯木一样，听起来像"喀-喇-嗒"的声音，可以在二尖瓣脱垂患者的心尖部位听到。

抗凝剂：是指使血液不容易形成血栓的药物。

抗氧化剂：是指能够抵抗氧与其他成分结合的物质，故名抗氧化剂。能够抵抗氧化过程。

考来替泊：胆酸隔离剂，用于治疗高胆固醇血症。

考来烯胺：一种治疗高胆固醇血症的药物，属于胆酸隔离剂。

口服避孕药：通常为雌激素和黄体酮的合剂。

奎尼丁：一种用于治疗心律失常的药物，属于Ⅰa类。

赖诺普利：一种用于治疗高血压和心力衰竭的血管紧张素转换酶抑制剂。

雷洛昔芬：类似雌激素的药物，用于治疗骨质疏松症。

利尿剂：一种用于增加尿量的药物，可用于高血压和心力衰竭的治疗。

咯血：是指将血液随咳嗽咯出。

氯吡格雷：一种抗血小板聚集药物，用于冠状动脉血管成型术后或患者有心肌梗死或中风的高度危险时。

氯沙坦：一种用于治疗高血压和心力衰竭的血管紧张素Ⅱ受体拮抗剂。

罗苏伐他汀：一种用于治疗高胆固醇血症的他汀类药物。

螺内酯：为醛固酮受体拮抗剂，是用于治疗高血压和心力衰竭的药物。

洛伐他汀：是美国第一个被FDA承认的他汀类药物，用于治疗高胆固醇血症。

脉搏：心脏收缩造成的周围动脉搏动，可以在颈部、腕部、腹股沟等处明显触摸到。

毛细血管：体内最小的血管，用显微镜才能看到，血液通过毛细血管释放氧气，并带走二氧化碳和代谢废物。

美托洛尔：一种用于治疗心绞痛、高血压、心力衰竭和某些心律失常的β-受体阻滞剂。

纳多洛尔：一种用于治疗心绞痛、高血压和某些心律失常的β-受体阻滞剂。

钠：血液和细胞中发现的一种元素，其水平由肾脏调节，对于维系生命而言，过高或过低都是危险的。

内膜：动脉的内表面，是防御血液中有害物质侵害的第一道防线。

粘液瘤：原发性心脏肿瘤，多发生于左心房，因含有大量粘液物质，故名。

哌唑嗪：一种用于治疗高血压的药物。

葡萄糖：是一种单糖，由多糖分解而成，在体内供能。

普伐他汀：一种用于治疗高胆固醇血症的他汀类药物。

普鲁卡因胺：一种用于治疗心律失常的药物，属于Ⅰa类。

普萘洛尔（心得安）：一种β-受体阻滞剂，用于治疗心绞痛和高血压，也用于治疗心律失常。

期前收缩（早搏）：心脏搏动在正常心动周期到来之前出现，可能起于心房或心室。

起搏器：天然的起搏器就是心脏的窦房结；如果心脏自身的激动和传导系统发生障碍，医生可以植入一个人工的心脏起搏器，它可以刺激心脏跳动或把心脏发生传导阻滞的"上游"和"下游"接通。

球囊导管：一种薄的中空导管，远端附有可扩张的球囊，它可以插入动脉，扩张狭窄的部位（注：扩张二尖瓣狭窄的导管也是球囊导管，只是规格粗大，造型不同）。

缺血：是指对某个器官的血液供应不能满足其代谢需要。

人工心脏瓣膜：可以由动物组织、塑料或金属制成。

乳糜微粒：血液中的脂肪，来自膳食脂肪，当血液中有极高水平的乳糜微粒时，可能诱发胰腺炎。

三氨碟呤：又叫做氨苯碟啶，利尿剂。

三尖瓣反流：血液经三尖瓣向右心房反流，又叫做三尖瓣关闭不全。

三尖瓣狭窄：三尖瓣口狭窄，阻碍血流由右心房进入右心室。

三尖瓣：右心房进入右心室的单向阀门。

上腔静脉：为中心静脉，引流上半身的静脉血进入右心房。

射频消融术：应用射频能量消融心脏内心律失常相关组织的过程。

肾动脉狭窄：供应肾脏的动脉变狭窄，可以引起高血压。

肾上腺素：体内自然生成的物质，在紧张时释放，使血压升高，心率增快。

肾血管性高血压：高血压是由肾动脉狭窄引起。

室性心动过速：简称"室速"，一种起源于心室的快速室性心律失常。

收缩期：心动周期中心室收缩所占的时间。

β-受体阻滞剂：一类用于治疗心绞痛、高血压的药物，有时还用来治疗心律失常。

舒张期：心脏处于松弛状态的时间间期。

舒张压：心脏处于松弛状态的血压，医生测量的血压数值处于斜线以下的较低的数值。

栓子：血循环中血凝块（血栓）从身体的一个地方移动到另一个地方，这个病理过程也叫做栓塞。

双嘧达莫（潘生丁）：抗血小板聚集药物，有时用于核医学检查。

双氢氯塞嗪：又叫做双氢克尿塞，一种利尿剂，可用于治疗高血压。

水杨酸盐：与阿司匹林类似的药物。

水肿：组织中水潴留，在心力衰竭时通常出现在低垂部位，如下肢。

缩窄性心包炎：心包的壁层（注：目视可见的心包）和脏层（心脏的外膜面）增厚、变硬，限制心脏的功能，尤其是心脏的舒张功能。

索他洛尔：一种用于治疗心律失常的β-受体阻滞剂。

他汀类降脂药物：用于治疗高胆固醇血症，对降低心肌梗死、中风和心脏猝死的危险性非常有效。

铊：一种在核素心脏负荷试验中应用的同位素。

碳水化合物：由碳、氢、氧组成的化合物，主要食物种类之一。

糖尿病：一种血糖升高的疾病，分为1型和2型。1型血液中缺乏胰岛素，也称胰岛素依赖型糖尿病；而2型更为常见，胰岛素水平常升高，但是组织对于胰岛素不敏感或称为胰岛素抵抗，又称非胰岛素依赖型糖尿病。

体重指数（BMI）：体重（以公斤表示）除以身高（以米表示）的平方，正常范围为18.5～24.9（注：中国人体重指数正常值为18.5～23.9）。

同位素：具有放射性的化学物质，经过自发的衰变，发出某种射线，用以显示组织结构、功能及供血情况。

同型半胱氨酸：一种氨基酸，当其水平升高时，为动脉粥样硬化的危险因素。

危险因素：增加个体或群体患病几率的因素。

围生期心肌病：发生于妊娠后期或分娩之后的心肌疾病，心肌收缩力减弱，心腔扩大，并伴有心力衰竭。

维拉帕米：又叫做异搏定，一种用于治疗心绞痛、高血压和某些心律失常的钙拮抗剂。

吸烟：一种社会接受的自杀方式，是动脉粥样硬化、心肌梗死和中风的主要病因。

细菌性心内膜炎：一个或多个心脏瓣膜的细菌性炎症。

下腔静脉：收集下半身静脉血并输送至右心房的一条静脉主干。

先天性：指一出生就伴有的状态。

纤维蛋白溶酶原：体内自然形成的物质，参与溶解血栓的过程。

纤维蛋白原：一种参与血液凝固的物质，当其水平增高时，伴随动脉粥样硬化的危险性增高。

纤维肌性发育不良：一种发生于肾动脉的特殊类型的管腔狭窄，年轻女性较男性常见。

纤维酸衍生物：即贝特类药物，是治疗高血脂，尤其高甘油三酯血症的一类药物的总称。

消融：是指销毁组织的过程，例如销毁心脏中导致心律失常的区域。

硝苯地平：一种钙拮抗剂，用于治疗高血压和心绞痛。

硝酸甘油：最常应用的硝酸酯类药物，用于缓解心绞痛发作。

硝酸异山梨醇酯：硝酸酯类药物，可扩张血管，用于治疗冠心病心肌缺血和心绞痛。

硝酸酯：用于治疗冠心病心绞痛的血管扩张剂。

缬沙坦：一种用于治疗高血压和心力衰竭的血管紧张素Ⅱ受体拮抗剂。

心包积液：液体在心包腔内异常积聚。

心包：围绕心脏的囊，由壁层和脏层组成。

心包压塞：大量液体在心包腔内异常积聚，压迫心脏，限制心脏的舒张，严重时可能造成休克或死亡。

心包炎：顾名思义，心包的炎症或感染。

心导管检查：一种介入诊断步骤，导管通过动脉或静脉插入心脏，采集有关心脏解剖和功能的信息。

心导管：一种长、薄壁、易弯曲的中空导管，用于心脏和血管的检查、治疗和研究。

心电图（EKG）：将心脏的生物电活动显示并描记出来。

心动过缓：心率过慢，通常为心率低于60次/分，尤其是低于50次/分，又叫做缓慢性心律失常。

心动过速：为异常快速的心律，又叫做快速心律失常。

心房颤动：一种心律失常，是指心房失去正常的节律性收缩，变为极快且无规则的搏动，导致脉搏极快并无规则，这种心律失常增加中风的发生率。

心房间隔缺损：为比较常见的先天性心脏病之一，在左右心房之间的隔膜上有一个洞，早期左心房血液通过此洞流入右心房，晚期形成肺动脉高压后，则右心房的血液可通过此洞流入左心房，或通过此洞双向分流。

心房：心脏上部接受血液的心腔。

心肺旁路术（CPB）：是指在心脏直视手术期间，血液循环和氧合功能由人工心肺机替代。

心肌病：心肌纤维化、变薄，心腔扩大、收缩力减弱或心肌异常肥厚。病因有很多，包括酒精滥用、某些家族性疾病、高血压、糖尿病、肥胖和陈旧性心肌梗死。

心肌梗死：因冠状动脉血流中断引起的心肌坏死。通常由于冠状动脉内斑块破裂、血栓形成，完全阻塞心肌的供血所引起。

心肌：顾名思义，心脏的肌肉。

心肌缺血：是指心肌不能获得足够的血流供应以满足代谢的需要。

心肌炎：顾名思义，心肌的炎症。

心悸：一种胸部扑动的感觉，通常由心脏期外收缩或心律失常引起。

心绞痛：是指一种症状，常常在心肌缺氧时发生。患者胸部或上半身的其他部位有压轧感、烧灼感、压迫感，通常由劳力、紧张诱发，休息或含化硝酸甘油后数分钟内缓解。

心力衰竭：心脏不能泵出足够的血量供给身体需要时所发生的病理过程，也叫做充血性心力衰竭，有多种病因。

心律失常：是指与心脏正常心律不同的心脏节律异常，通常心电图各波群形态、节律和周期均有异常。

心内膜炎：心脏瓣膜的感染或炎症。

心室颤动：一种致命性心律失常，这时心脏不是搏动，而是快速抖动。

心室：心脏的泵血心腔，右心室泵血到肺部，而左心室泵血到全身。

心血管的：作定语，是指"心脏和血管的……"

心脏猝死：当心脏停止搏动或搏动太快（如室速）时，不能维持血液循环功能，可在数分钟内死亡。

心脏复律：通过电击终止心律失常。电复律通常是通过胸壁进行电击终止心律失常（注：通过药物纠正心律失常叫做药物复律）。

辛伐他汀：一种用于治疗高胆固醇血症的他汀类药物。

胸膜：肺的外表面和胸腔的内表面均由胸膜衬里。

血管成形术：用于增加动脉管腔或动脉通畅程度的干预治疗措施，又称血管介入治疗。

血管迷走性晕厥：颇具想象力的医学术语，用于描述常见的晕厥发作。

血管腔：血液流经的管道。

血管造影术：将造影剂注射入血管并摄取造影影像。

血凝块：也可统称为血栓。血液凝固在一起，形成一个凝血块，包括血小板和各种蛋白。

血色病：一种家族性疾病，组织中有异常增多的铁沉积，可能是心力衰竭和肝衰竭的病因。

血栓：静脉或动脉中出现的血凝块。

血栓溶解：血液中血栓溶解的过程。

血栓形成：血液中异常血凝块形成的过程。

血栓性静脉炎：在静脉内血栓形成，并使静脉发生炎症。

血小板：血液中最小的亚细胞成分，参与血栓形成的过程。

血脂异常：血液中脂质水平异常。

烟酸：一种用于治疗高甘油三酯血症的B族维生素，也可升高高密度脂蛋白胆固醇，降低低密度脂蛋白胆固醇。

氧：一种生命所需要的元素，在血液中运输，从毛细血管中释放出来，营养身体的各个组织和器官。

叶酸：一种B类维生素，用于治疗高同型半胱氨酸血症。

夜间阵发性呼吸困难（PND）： 夜间因阵发性呼吸困难常将患者唤醒，通常是心力衰竭的症状。

一种用于戒烟的药物。

依那普利： 一种用于治疗高血压和心力衰竭的药物，是血管紧张素转换酶抑制剂中的一种。

依折麦布： 一种治疗高胆固醇血症的药物，主要抑制肠道胆固醇的吸收。

胰岛素： 由胰腺胰岛细胞制造的调节血糖水平的激素。

右心室： 心脏的右侧心腔，排出血液，进入肺动脉和肺部。

月经： 育龄女性的生育年代，每月子宫的少量出血。

运动负荷试验： 采用运动的方式检查胸痛等症状是否由心肌缺血（冠状动脉狭窄）引起。

晕厥： 因心率或血压暂时下降造成突然跌倒、神志淡漠或意识暂时丧失的状态。

杂音： 异常心音，通常是由于血流湍急引起的，发生于心脏瓣膜狭窄或关闭不全的情况下。

杂音： 在动脉上听到的异常声音，表示动脉有狭窄。

再狭窄： 是指冠状动脉介入治疗后再次发生管腔狭窄。

正电子放射断层扫描（PET scan）： 一种应用同位素的放射性检查，可以检查组织的代谢活性。

支架： 目前主要由金属丝网制成，当动脉狭窄后，将其植入血管狭窄部位，扩大管腔，并防止急性再闭塞。

脂蛋白（a）： 一种变异的血清脂质，其水平增高可能是动脉粥样硬化的危险因素。

脂蛋白： 血液中脂质与蛋白相结合，形成脂蛋白，便于脂质在血液中运输。

脂肪酸： 脂肪分解后的产物，是体内产生能量的物质。

脂质条纹（脂纹）： 动脉粥样硬化的早期征象。

脂质： 血液中脂肪的别称。

直立性低血压： 当患者由卧位或坐位变为直立位时，血压发生显著性的或有症状的降低。

植入式心脏转复除颤器（ICD）： 一种可插入右侧心腔，检测并能终止某些致命性心律失常的装置，同AICD。

植入式自动转复除颤器（AICD）： 一种可以通过静脉插入右侧心腔的装置，它可以检测某些致命性心律失常，并通过心内"电击"终止致命性心律失常。

植物甾烷醇酯：可以阻止胆固醇在肠道的吸收。
中风：由于脑动脉阻塞，血流中断，脑细胞坏死，又叫做"脑血管意外"。
中间密度脂蛋白：血液中一种与蛋白结合的脂肪，由极低密度脂蛋白分解形成。
周围血管病：动脉粥样硬化累及下肢动脉（最多见），严重时可能造成坏疽和截肢，也叫做周围动脉病。
猪瓣膜：一种人工心脏瓣膜，由猪的组织制成。
主动脉瓣反流：是指主动脉瓣漏血，又称主动脉瓣关闭不全。
主动脉瓣：是左心室和主动脉之间的单向阀门。
主动脉瓣狭窄：是指主动脉瓣开口因病变变得狭窄。
主动脉缩窄：一种先天性异常，往往伴有高血压，或伴有二叶主动脉瓣，缩窄部位在胸腔降主动脉上部。
主动脉：指由左心室分出的大动脉。
紫绀：由于血液缺氧，皮肤变为蓝色。
左侧内乳动脉（LIMA）：位于胸骨左侧、为胸壁供血的动脉，心脏外科医生常用此动脉为冠状动脉架桥。
左心室肥厚：左心室心肌异常增厚。
左心室：位于心脏左侧，为全身泵血的心腔。

（郭艺芳　刘超　译）